全身激痛點地圖

身體疼痛專家、原力復健科診所院長

侯鐘堡（堡醫師）／著

推薦序／
輕鬆了解身體保衛機制──「疼痛」

「這本書深入淺出，極適合對激痛點有興趣，但了解不深的人來閱讀！」這是在下瀏覽完本書內容的想法。醫學界裡，激痛點是一門嚴肅的科學，且台灣是世界激痛點研究的權威重鎮。

疼痛是個很奇妙，令人又愛又恨的身體保衛機制，但卻會對日常生活造成許多惱人的困擾，其中以「激痛點－肌肉內」發生的疼痛問題，占了民眾疼痛的大宗。許多民眾不曉得自己長年疼痛不癒的源頭，其實就是來自所謂的「激痛點」。

在下年輕時於學術界鑽研激痛點長達數十年，來往歐美及世界各地為專業人士演說，如今激痛點領域的研究愈來愈深入，但主要著作多由國外翻譯傳入，少有台灣本土醫師為民眾解說與分享。

很高興看到現在有一本淺顯易懂的作品，集結了激痛點理論與生活中實際應用方法，對於民眾的日常身體健康保養有很大的助益。

這本書的第一部分：從激痛點的原理入門，除去了艱深晦澀的醫學部分，以簡單口語化的方式向民眾介紹激痛點。

第二部分：進一步講解慢性疼痛。侯醫師整理了所有導致激痛點的可能因素，讓民眾可以仔細檢視對照自己的生活習慣，找出引發疼痛困擾的原因。

第三部分：也是激痛點的精華，收錄了激痛點所造成的各式轉移疼痛，以及可能造成疼痛的來源。

這是一本相當完整的激痛點全書，其中融合了侯醫師對激痛點的研究與多年實際看診經驗，並且搭配了與病患發生的有趣故事，讀起來輕鬆又愉快，誠摯推薦給您。

洪章仁教授（世界激痛點權威大師／《激痛點聖經》作者）

自序

解惑轉移痛的神奇激痛點

距離上一本書《顧好下肢筋膜，全身痠痛 out!》出版已經過了兩年半。

第一本書重點擺在下肢筋膜，收到許多讀者與患者的回饋表示獲益良多，只要將正確的觀念與習慣建立起來，的確能有效減緩許多身體上的不適。

對醫師而言，看診的時候，永遠是想到的相關知識太多，來得及說出的資訊太少。那怎麼辦呢？只好將在診間內來不及對患者詳細解說完的復健保養資訊匯集成書，讓有興趣的民眾補充知識啦！

有幸受到時報出版的邀約，第二本書，堡醫師選擇向各位介紹「激痛點」的奇妙之處。

激痛點是個令我相當著迷的領域！因為它特殊的壓痛點、轉移痛形式，常常使我在尋找患者疼痛的根源時不禁感到「人體真是複雜又有趣」！

手肘痛，可能是肩膀問題；手指痛，可能是頸椎問題；大腿痛，可能是腰部問題……。

患者也常驚訝於：明明就是大腿痛來就診，堡醫師檢查我的腰幹嘛！？然而隨著治療流程逐漸發現疼痛症狀順利緩解，患者也漸漸相信「轉移痛」這套理論。

「激痛點」說難不難，復健科醫師每天在處理這些疼痛問題，

因此不覺得十分困難。然而回到初心，激痛點這個領域畢竟還是一門需要經前輩帶領的學問。本書特地重新繪製了上百張圖，為的就是能將激痛點、疼痛的根源完整呈現。根據堡醫師自身的經驗，一張清楚的圖，其實可以代替數百個文字說明。因此我對自己的圖說要求是：一目瞭然，無須反覆解說。

根據統計，高達六成民眾有肩頸痠痛問題，四成民眾有腰痠背痛問題。而且「落枕」、「閃腰」是高居上班族請假問題的前幾名，僅次於感冒！（但感冒對我來說不是病，是身體太過疲累導致免疫下降，需要好好休息的警訊啦。）

同樣地，疼痛也是一種身體自我保護的警訊，目的在保護自己避免受到進一步的傷害，任何人都不應該無視身體防衛系統所傳達的訊息。然而長時間處於無止盡的慢性疼痛狀態中，卻也大大降低生活品質，嚴重時甚至會影響患者的心情及生存欲望。

有鑑於國內目前有在持續文章寫作、衛教民眾痠痛問題的復健科醫師仍算少數。加上激痛點這個領域又是堡醫師非常感興趣的議題，因此我決定藉此機會好好的向大家介紹，講清楚，說明白！

目錄 /

CHAP 1

認識激痛點

CHAP 2

克服慢性疼痛

CHAP 3

各部位疼痛的成因與治療

疼痛是身體的警訊，不可不慎

許多民眾以為獲得愈多健康相關知識，對於身體的奧妙就能有愈深入的了解。然而，資訊太多通常也是訊息混雜的開始。既然疼痛的產生有那麼多可能的因素，優先處理哪一個才是最有效的呢？

舉個很常見的例子：

小明在運動時不小心將右腳踝外側拐了一下，經醫師檢查後發現腳踝扭傷頗嚴重，呈現「韌帶中度撕裂傷」，交代小明須密集復健一個月讓韌帶長好。

在持續復健了一個月後，雖然腳踝疼痛已有明顯地改善，但患部依然會隱隱作痛。回診時將此情況跟醫師報告，醫師說：「因為當初扭傷程度太嚴重，除了韌帶撕裂傷外，另外也在連接腳踝外側的肌肉形成了『激痛點』。所以除了要繼續治療韌帶外，還須多放鬆小腿外側的肌肉，把激痛點消除。」

小明遵照醫囑使用滾筒來放鬆小腿外側肌肉，兩週後，已經沒有痛感出現，但對於右腳踝出現了「關節鬆鬆的，但有時候又卡卡」的感覺，感到很疑惑，於是在回診時請教醫師。

醫師說：「因為之前腳踝的韌帶撕裂傷太嚴重，導致『踝關節功能性的不穩定』。接下來要加強訓練腳踝周邊肌肉，幫助受傷的韌帶穩定腳踝，以後才不會因踝關節的活動角度受限而覺得關節卡卡的。」

哇！原來看似單純的足踝扭傷，整個治療過程竟有那麼多繁複

細項和各種層面需綜合考量，才能做出對患者最適切的治療安排！

疼痛是什麼

「疼痛」是一種令人嫌惡、難以忍受的感覺，卻也多虧了「疼痛」，使得人類在漫長的演化過程中得以順利存活下來，例如碰到熱水會縮手，踩到尖銳物品會跳開，這些都是身體以「痛覺」來啓動的保護機制，進而幫助我們避免持續受到傷害。而當我們察覺到身體某個部位產生不舒服，就會去尋找原因、尋求治療，因此疼痛與健康之間的「痛覺」是身體的警訊，也是動物界最有效率的防衛機制。

藉由疼痛，人們得以找到破裂的血管、受傷的組織、斷掉的骨頭，進而使身體獲得休息、修復的機會。進入了二十一世紀後，隨著止痛藥的問世，急性疼痛所造成的困擾，無論是經痛、頭痛、胃痛、腰痠背痛等，吞下一顆止痛藥總是會讓人覺得好過一些。

然而「有吃藥不痛，沒吃藥就痛」的慢性疼痛，卻引發出更深的問題：情緒低落、經濟損失、生活品質下降、花時間求醫、緩慢而長期地承受著不適感。因此，慢性疼痛儼然成為現代人最主要的病灶。

現代醫學上有一個很大的問題，就是常常將「急性疼痛」與「慢性疼痛」混合在一起處理。但事實上急性與慢性疼痛的處置方式是完全不同的。

急性疼痛使用藥物效果通常非常的好，而且使用上也毫無疑慮。然而許多患者，已經慢性疼痛許久，還是拿到止痛藥的連續處方，這就不太妙了。止痛藥對慢性疼痛效果甚差。

醫師問診時，首先會詢問患者不舒服的部位、發生何種形式的

痛感。接著是要了解疼痛持續發生的時間。

這一句「已經不舒服多久了？」其實就是一個非常重要的資訊，是幫助醫師判別屬於急性或是慢性疼痛的重要指標。

慢性疼痛就像是一座冰山，發生疼痛的痛點只是冰山上的一小部分，真正擊沉鐵達尼號郵輪的部分既深沉又沈重。

如何處理疼痛問題？是我們這本書要討論的，希望大家閱讀之後能更了解自己身體所發出來的警訊。

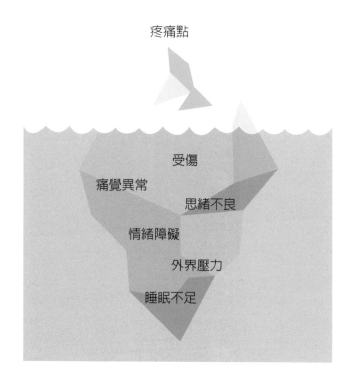

疼痛點

受傷

痛覺異常

思緒不良

情緒障礙

外界壓力

睡眠不足

不可不知的疼痛量表

疼痛又被稱爲第五生命象徵。是 TPR-BP（體溫、心跳、呼吸速率及血壓）之外的第五個重要生命指數。以 0 分代表完全不痛，10 分表示有生以來最痛，通常會以女性生產時的分娩痛作爲代表。那麼男性的疼痛指數 10 分，要怎麼比喻呢？曾經有男性朋友表示：蛋蛋被踢中時，應該可以得到 10 分吧！

這個猜測恰好證實了疼痛是個非常主觀的感受。

WHO 國際疾病分類標準（ICD-11）將慢性主要疼痛（Chronic primary pain）定義爲：超過三個月以上的疼痛。其痛感可能會慢慢地變得嚴重或重複發生、間歇性的發作，越過了人體正常的受傷修復過程。

常見的慢性疼痛有：骨關節炎（Osteoarthritis）、類風濕性關節炎（Rheumatoid arthritis）、偏頭痛（Migraines）、肌腱炎（Tendinitis）、腕隧道症候群（Carpal tunnel syndrome）、慢性下背痛、頸椎退化、頸椎狹窄、腰椎狹窄、腰椎滑脫等。

疼痛量表

⌣⌣	無痛	0
⌣	輕度不適	2
—	中度不適	4
⌢	輕度疼痛	6
⌒⌒	中度疼痛	8
✕✕	劇烈疼痛	10

慢性疼痛與急性疼痛（Acute pain）不同，急性疼痛的時間較短，而且主要是告訴我們身體有受傷的警訊。

慢性疼痛可在服用止痛藥後獲得舒緩，但停藥之後不適感又會恢復。而且通常呈現為低度疼痛，評估量表的疼痛指數 ≦ 4 分。

慢性疼痛會造成大腦的永久損傷，稱為「印痕」。由於心理與生理是相連結的，當神經系統持續地從身體接收到固定的疼痛訊號，長達幾個月甚至於好幾年，除了身體上會明顯感受到不適、功能性降低之外，也會嚴重影響日常生活習性與生活品質，造成失眠、易怒、憂鬱、疲勞、對每日進行的例常活動失去興趣，產生情緒障礙、關節功能問題。

即使受傷組織修復已完成，因心理層面引起的心因性慢性疼痛可能依然存在。

慢性疼痛通常也伴隨著潛藏的身體疾病，例如：肝膽腸胃不佳、筋膜不平衡、作息不正常、飲食不均衡、身體姿態不良等。

CHAP 1

認識激痛點

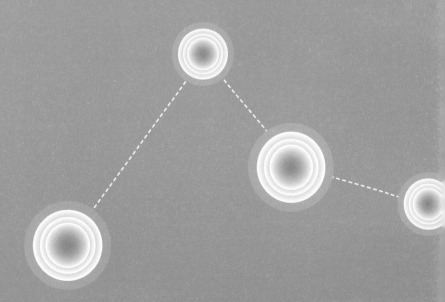

Q1. 身體的疼痛代表什麼？

想像如果置身在一個沒有疼痛的世界，生活會是美好的嗎？

被火爐燙到不會痛，被車子撞到不會痛，即使有骨折，也不需要打石膏固定；被動物咬傷不會痛、拔牙不用打麻醉也不會痛、跌倒不會痛、生小孩也不會痛。生活中從此再也沒有任何「痛感」，無論是頭痛、腰痛，還是肩頸痛……哇，這真是完美的世界！

先天性無痛症

醫學上有一種罕見的遺傳性疾病，俗稱「先天性無痛症」（congenital insensitivity to pain）。患者的身體每一部分都很健康，除了感覺不到疼痛之外。在這種疾病的影響之下，體內的神經系統仍然能傳遞壓力和溫度變化的訊息，卻不會傳遞任何不舒服的訊號。因此，若身體遭受創傷時，僅會產生輕微的刺激感，卻沒有任何痛覺產生。

然而，卻也因為感覺不到疼痛，身體缺乏警戒系統來保護自己避免受到更嚴重的傷害，導致最後過著悲慘的生活。

國外有一個案例，一位小女孩譚雅（Tanya），在嬰兒時期就把自己的手指咬下，用自己的指尖和鮮血在床單上作畫。學會走路後，若是扭到腳踝也不懂得跛足而行，反而一扭再扭，重複的傷害造成踝關節完全脫臼，腳上的傷口也全部感染潰瘍。

由於拒絕穿上能夠保護足部的鞋子，使得傷口組織發炎壞死，也因為不會覺得不舒服，所以不會在站立時挪動重心交替身體重量，

以致於施予關節過大的壓力，終至非截肢不可。最後家人疲於照顧，只能將她送到救濟院裡，而她的父親更用「野獸」來形容自己的女兒。但譚雅不是野獸，她只是一個沒有疼痛的生命而已。

後天性無痛症

另一種常見的「後天性無痛症」，就是糖尿病患者的「糖尿病足」。長期處於高血糖狀態就如同身體器官組織長期浸泡在高濃度的糖水中，容易產生動脈狹窄、粥狀硬化等周邊血管疾病，使得下肢血液供應異常，引發代謝廢物不易排除、組織缺氧與神經壞死，進而造成感覺、運動和自主神經病變的問題[1]。

一旦神經系統發生病變或壞死，會影響皮膚對觸覺、壓覺、痛覺的敏銳度，因此當足部出現紅腫破皮等現象也無法察覺到傷口的存在。長期處於高血糖狀態也會造成白血球功能異常，使得免疫系統功能低下，損害吞噬作用及殺菌能力，傷口容易發炎潰爛。免疫失常也會導致退化性關節炎和關節變形，產生類似感染的發炎反應。

當患者足部龜裂破皮受傷卻不自知，並且一直重複摩擦已受傷發炎的足部患處。或是因循環不良而產生足部水腫導致鞋子尺寸太小，形成足部壓瘡，久而久之腳部皮膚、肌肉開始潰爛產生壞疽。若沒有得到適切治療，細菌會更進一步侵入骨頭，最終造成截肢。

你問糖尿病患者：你的腳都看起來好可怕都快爛掉了，你難道不會疼痛嗎？

不會，他們不會疼痛。

除了糖尿病之外，痲瘋、酒精中毒、多發性神經病變和脊椎受

---

1. 糖尿病主要造成感覺神經病變，使身體無痛覺。

傷都可能令人失去痛覺，最終造成無法預期的傷害。

疼痛的作用是身體的保護機制和訊號，目的在提醒我們：「親愛的主人，我身體這個部位出現了一些問題，你可以來關心、注意我發生了什麼事嗎？」倘若失去痛覺，身體的各種構造與器官將成為一種消耗品，非常迅速就被使用壞了。即使現代科技能製造出各種人造輔具，卻絕對沒有自身原廠出產的那麼好用——無論是「人工椎間盤」、「人工膝蓋」、「人造義肢義足」，甚至是人體器官移植手術也可能會產生器官排斥的現象。

疼痛，是天生的防衛機制，也是維持生命所需。面對疼痛，我們必須敞開心胸，尋找出疼痛背後的根本原因，進而學會處理疼痛。而不是消極的選擇吃止痛藥，來掩蓋身體傳遞給你的警告。

面對疼痛不要擔心不要怕，找出根本原因吧！

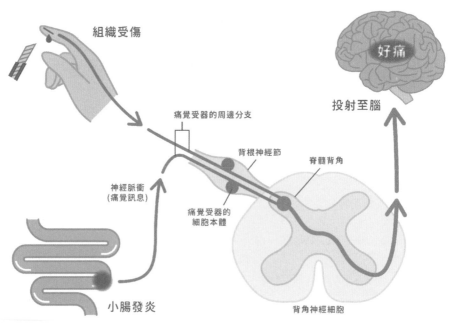

疼痛形成的路徑

Q2. 什麼是激痛點？

　　激痛點，簡單的說，就是肌肉內極度緊繃，因而造成疼痛的點，也稱為緊繃束（Taut Band)。

　　你是否曾經有以下經驗：覺得頭痛欲裂，經過了一連串繁複的神經內科檢查後，得到檢查結果一切正常，醫師只建議你回家休息再多持續觀察？腳踝扭到後，經過 X 光檢查確認骨頭沒有斷裂、超音波檢查了韌帶也無受傷，但休息了大半年，足部的疼痛依舊沒有好轉？

　　或者因為小腿疼痛、膝蓋無力去就醫，醫師卻在身體檢查之後，謎樣般的詢問你：「腰部有沒有長骨刺或退化現象？」又或者，你有沒有抬重物時不小心拉傷腰部，結果睡一覺起床後卻變成腹部痛？甚至是，明明是上背部肌肉拉傷，睡一覺醒來卻神奇的變成胸悶或是胸部痛？

　　別懷疑，這些都是激痛點的正常反應！此現象稱為**激痛點的轉移痛（Referred pain）**[2]！轉移痛是人體的世紀之謎，但只是激痛點的日常，也是導致患者與醫師最常吵架的原因之一：

　　「醫師我明明是肩膀痛，你一直檢查我的脖子幹嘛？？？」

　　還有一些常見的轉移痛像是：

　　左側肩膀痛合併牙齒痛，牙科檢查竟然沒齲齒！

---

2. 為何會有轉移痛？因肌痛點與轉移疼痛區域共用同一條神經，因此大腦「誤會」了疼痛的地方。

懷疑五十肩去復健科看診，結果醫師現在立刻要你去急診檢查心臟？因為肩膀痛、牙痛其實是心肌梗塞的前兆！？

眼睛持續流淚、視線閃跳，伴隨著劇烈偏頭痛，以為是眼睛出了問題，實際上卻是「枕下肌激痛點」所引起。

喉嚨沙啞喉嚨痛，去耳鼻喉科、家醫科怎麼看都不見好轉，最後被復健科醫師診斷是「頸椎長骨刺」。

這些是激痛點發生在復健科外，最後轉來復健科治療的例子。那在復健科內，激痛點又發生什麼事呢？

因為拿重物而拉傷肩膀，痛感一路延伸到手臂前方及後方。但醫師檢查的部位卻不是肩膀最痛的部位，反而研究起肩膀旁邊不會疼痛的地方？跟醫師提醒後，醫生反而還說，你的肩膀疼痛感是「轉移痛」喔！真正受傷的是「旋轉肌腱」這個部位。

媽媽手明明是手腕肌腱發炎，醫師卻要你多「按摩小手臂的肌肉」。手肘又痛又麻，網路資訊說是網球肘，醫師卻診斷為「脊下肌筋膜炎」？肩膀跟手臂痛痛麻麻的，很像頸椎神經壓迫會出現的症狀，然而實際上醫師卻說是「胸廓出口症」？

明明是臀部痛，網路上說是梨狀肌症候群，醫師卻一直問我：「腰椎有無退化，有沒有椎間盤突出過？」

這些都是**激痛點導致轉移痛**的正常現象！不單只肌肉容易出現轉移痛，連內臟也會產生轉移疼痛！

激痛點是人體的急性受傷保護機制

激痛點其實是人體的自然保護機制之一，當人體受到過度的外力刺激時，為了避免重要的軟骨、韌帶或是關節受傷，像肌肉、肌

腱等這類能夠收縮的軟組織，便會強力收縮成一團，以避免因過大的外力把重要的軟骨或關節拉壞扯壞了！就像機車的 ABS（防鎖死系統，Anti-lock Braking System）預防輪子鎖死一樣，激痛點是為了防止身體受到更嚴重、更大的傷害而存在。

在遭遇突然的急性受傷過後，因為深怕下一刻又有別的外力進來使得關節受傷，因此肌肉群會一直呈現在緊繃、緊縮的狀態。由於人體無法自主地讓激痛點放鬆下來，以至於肌肉無法好好休息，此時造成肌肉內微循環變差，代謝廢物無法運走，肌肉得不到養分可以放鬆，就會形成激痛點。

一旦形成激痛點後，就需要藉由一些外來的幫助來使它放鬆：利用筋膜伸展、滾筒放鬆、以及按摩的方式，將過度緊縮的肌群鬆弛下來。

激痛點的成因──能量危機 (Energy crisis)

我們用「能量危機」來解釋在肌肉內發生的事件。

當肌纖維為了保護自己不被突來的外力拉斷而不自主地糾結蜷縮在一起時，會感覺到肌肉變得凸凸硬硬的，用手觸摸時也能感受得到肌肉緊繃的現象，這個就稱作為緊繃束 (Taut Band)。

另外，在肌肉內部有一個專門處理神經傳遞訊號的地方叫做運動終板 (Motor Endplate)，負責將神經傳遞來的訊號轉換成化學物質，促使肌肉產生動作。但攣縮的肌肉會干擾運動終板的運作，無法正常判讀神經訊號，使得肌纖維長期維持在收縮狀態，甚至連周邊的肌纖維也跟著緊繃僵化，最終形成整個肌束都動彈不得的型態。

肌肉長期處於收縮狀態也會造成局部血液循環不良，阻礙了代謝廢物排出以及導致過量的神經傳導廢物累積在運動終板，使得肌肉纖維更加緊縮。

當然身體也會嘗試產生一些激素來擴張血管，試圖改善局部的循環，但激素產生的同時也會促使機械性受器與壓力受器變得異常敏感，輕微按壓就非常痛。

最終，緊繃的肌束群、局部血液循環不良，再加上代謝廢物的堆積形成了惡性循環，讓肌纖維相互糾結的狀態就像傳染病一樣擴散出去，造成大面積的激痛點。又因為激素使得該處非常容易疼痛。

以上這種惡性循環情形，就稱為激痛點的能量危機。

堡醫師白話文解釋：急性受傷、長期姿勢不良→肌肉收縮後無法放鬆→肌肉內微循環變差→乳酸等代謝廢物無法運走而堆積，使肌肉內呈現酸性環境→肌肉的環境更差而形成惡性循環──激痛點。

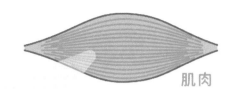

肌肉

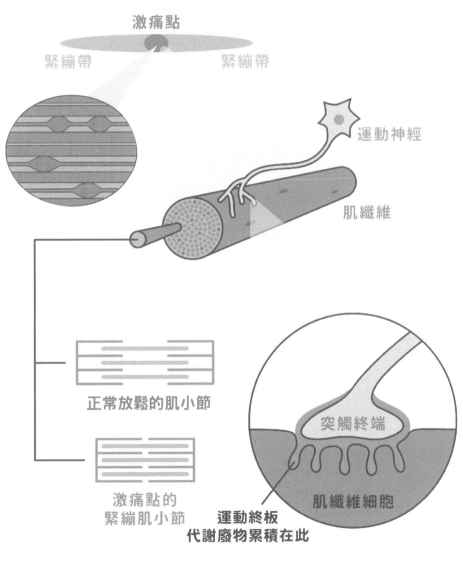

激痛點

緊繃帶　　　　　　　　緊繃帶

運動神經

肌纖維

正常放鬆的肌小節

激痛點的
緊繃肌小節

突觸終端

肌纖維細胞

**運動終板
代謝廢物累積在此**

激痛點的成因

Q3. 激痛點的種類有哪些？

激痛點依形成時間分爲：

1. 主要激痛點（Primary MTrPs= Central MTrPs）

主要激痛點又稱為第一級激痛點，是最早發生的激痛點，也稱主動激痛點（active trigger point）。主要激痛點過一段時間後，常在周邊培養出次級激痛點。

2. 次級激痛點（Secondary MTrPs= Secondary MTrPs=Satellite MTrPs）

次級激痛點又稱為衛星激痛點，是伴隨主要激痛點而產生的，也像衛星都市一般環繞在主城市周圍，常常一起成群結隊的出現。次級激痛點有可能疼痛反應比主激痛點更大，進而蓋過主激痛點的痛覺。

激痛點依活躍度分有：

1. 主動激痛點 = 活躍激痛點 Active trigger point

會主動引起疼痛。意思就是即使在休息沒有動作的時候也會疼痛，肌肉已經緊繃到極限，主動向你求救！！

主動激痛點有下述三個特徵，切記切記！

a. 驚嚇反應（按壓時，痛到會跳起來）。

b. 局部抽動反應（用針去刺，肌肉會跳起來）。

c. 有傳導痛。符合傳導痛地圖，縱使不同的人，同一個肌肉的傳遞痛感必須一樣。

2. 潛伏激痛點 =latent trigger point=inactive trigger point

不會主動的疼痛。用手去壓迫時會引起疼痛，但沒有主動激痛點那樣痛到會跳起來。全身肌肉都可能會有潛伏激痛點。類似中醫所描述的氣結。

潛伏激痛點另有下述三個特徵：

a. 摸起來會像一個肌肉的硬塊，但不會很痛。

b. 會影響關節活動度，讓關節活動角度變小，且會使肌肉較僵硬。

c. 用針去刺激，也會有抽動反應，但反應較小。

全身肌肉都會有潛伏激痛點。但要注意的是，若某一區的潛伏激痛點太多，可能暗示有潛藏的健康問題，如神經根壓迫、肌肉病變等。而活躍激痛點經治療後，可能消失（一陣子）或轉變為潛伏激痛點。

潛伏激痛點經一段時間後，受到活躍激痛點的影響，或是姿勢不良、神經壓迫、營養不良等，會再次轉成主要激痛點。

堡醫師用白話文強調一次：**主動激痛點坐著不動就會自己痛，讓你很想去找醫師復健。潛伏激痛點則容易在你感到體力耗弱、精神頹靡、壓力過大、睡眠失調、感冒，被老闆罵、或被老婆罰跪的時候變成活躍激痛點，然後就開始好痛痛啦！**

激痛點依部位大小分有：

1. 瀰漫性激痛點 Diffuse trigger point：

常因嚴重的姿勢不良，導致一整區的大小激痛點一起出現，同時有初級激痛點與次級激痛點一起出現。慢性筋膜炎常見的原因即為瀰漫性激痛點發作。

2. 超級激痛點 Super trigger point：STrP

人體內有幾處肌群，處於許多筋膜交接處，長期承受各方肌肉筋膜的拉扯，因此容易形成主要激痛點。

「超級激痛點」就是人體最容易超級疼痛的地方，也是最容易形成主要激痛點的地方。「超級激痛點」是你日常需多保養、按摩伸展的地方。如果你搞不清楚哪裡造成你超級痠痛，先找「超級激痛點」就對了。肌群名稱如下：

- ◉ **上斜方肌、提肩胛肌**：與肩頸僵硬，聳肩有關。

- ◉ **枕下肌、頸椎多裂肌**：與頭痛、頸部交感神經症有關。

- ◉ **菱形肌、後上鋸肌**：與膏肓痛，也就是肩胛骨內疼痛有關。

- ◉ **胸鎖乳突肌**：與側頭痛、太陽穴疼痛有關。

- ◉ **頸部斜角肌**：與脖子痛、手麻、手肘痛有關。

- ◉ **小圓肌、肱三頭肌**：與肩頸痠痛、圓肩姿勢不良、手肘痛有關。

- ◉ **伸腕肌**：與手肘痛、滑鼠手、媽媽手有關。

- ◉ **腰方肌、腰部多裂肌**：與長期腰痠痛有關。

◉ **腰大肌**：與骨盆前傾、長期腰痛有關。

◉ **臀大肌、臀中肌、梨狀肌**：與屁股痠痛、坐骨神經痛有關。

◉ **膕肌**：與膝蓋後側痠痛有關。

◉ **脛後肌**：與跑步後小腿內側痛有關。

◉ **比目魚肌、腓腸肌**：與足底筋膜炎、小腿長期痠痛有關。

◉ **足方肌**：與足底筋膜炎有關。

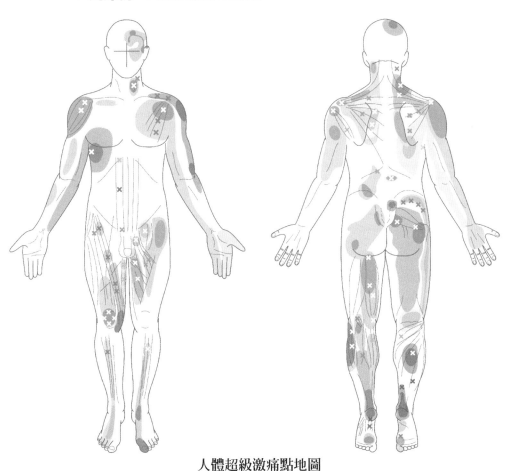

人體超級激痛點地圖

除此之外，身體其他軟組織，甚至骨骼也會有轉移痛的現象。以下是堡醫師歸納臨床上常見：

1. 肌腱激痛點（接觸點激痛點）Attachment Trigger Points：

常出現在肌腱與骨骼相連接的位置，如足底筋膜炎，常極為疼痛。阿基里斯腱拉傷，也會有類似腳底痛的現象，與足底筋膜炎極為相似。肌腱之激痛點，某些部分可按摩放鬆，部分則不行。

2. 韌帶性激痛點 Ligamentous Trigger Points：

若韌帶遭受損傷，也可能引發反射性激痛點，但傳遞範圍不會很遠，通常在該韌帶局部周邊。例如前十字韌帶受傷後，常於膝蓋表面，或是內側膝眼 [3] 處產生反射性疼痛點；後十字韌帶則常在膝窩正後方、內上小腿處產生反射性激痛點。若了解韌帶之反射疼痛，常可用來輔助診斷深層之受傷部位。

3. 關節性激痛點 Bone Trigger Points：

退化性關節炎、軟骨受損、跑者膝的受傷，其實也會傳遞到表皮，造成表皮區域的疼痛，狀況常常是患者明明自覺那一區塊有疼痛感，而想要尋找確切痛點時又找不到。就診時由醫師觸診，疼痛的地方也沒有明顯壓痛，這常是關節退化的體表疼痛激痛點導致。

另外，**韌帶性激痛點、關節性激痛點，通常無法藉由按摩放鬆來得到舒緩**。肌腱性激痛點，需特別按摩手法，稱為 DFM（Deep friction massage）。若對自己的疼痛病因有疑問，還是詢問專業的醫療人員較恰當。白話講就是：有些傷不要亂按摩。

治療激痛點有數種策略：

a. 先將周邊的次級激痛點消滅後，主激痛點就會出現了。此時再針對主激痛點治療（先減去周邊敵軍銳氣，再攻擊主軍團）。

b. 若是有經驗的醫師，也可能跳過次級激痛點，直接消滅主激痛點（敵軍眾多，直取主將之首）。

c. 忽視激痛點，直接治療被壓迫的神經或沾黏的筋膜。

---

3. 膝眼：髕骨韌帶兩側，膝蓋微微凹進去之處。

身體還有其他哪些轉移痛？

人體除了激痛點最容易造成轉移痛，尚有許多構造也會造成身體的疼痛。

1. 皮節痛 Dermatome

最常見的就是身體皮節痛，即是脊椎神經根壓迫導致身體麻木等感覺異常。例如：頸椎退化導致壓迫神經而手麻。

2. 小面關節痛 Dynatome

脊椎之間連接的關節稱為小面關節。症狀：**脖子、腰椎卡卡的，但是 X 光檢查看起來又沒什麼問題，年輕人常見**。

3. 內臟轉移痛

身體內部器官發炎或產生問題，但卻是痛在身體的表面，因此常常導致誤解。

4. 韌帶轉移痛

深層韌帶損傷會導致身體體表疼痛。然而其實是轉移痛造成。常見肩膀韌帶轉移痛，或是膝部前十字韌帶轉移痛。

5. 椎間盤疼痛

椎間盤疼痛會造成局部發炎痛、瀰漫性或擴散性疼痛，或是混合皮節痛。

6. 皮神經痛

表皮神經在筋膜內卡住造成的表皮痠痛疼痛。

Q4. 造成激痛點發作的原因？

　　激痛點的疼痛發作有許多成因，堡醫師整理如下：

1. 老化

　　隨著年歲增加，身體器官老化、退化，以及肌肉量的流失，造成激痛點的機率更高。

2. 運動不足

　　以久坐族最常見。平日生活中運動量不足，造成肌肉、微血管循環不良，血管阻塞等。肌肉的代謝廢物無法排除，就會造成激痛點。

3. 姿勢不良

　　低頭駝背、骨盆前傾、扁平足、高低肩、長短腳、脊椎側彎、翹腳族，都容易產生激痛點。

4. 運動過度、使用過多

　　反覆重訓，健身過度，運動、跑步後放鬆不足。

5. 壓力過大

　　焦慮、憂鬱、工作壓力過大、易緊張胃痛者、有腸躁症者。

6. 睡眠不足

睡眠是人體最主要修復的時間。

7. 營養素缺乏

維他命 B、C、D、葉酸、鐵。

8. 軟趴趴人、低張兒

某些人天生韌帶鬆弛、核心不穩定，若再合併姿勢不良，導致外在肌肉會拉得緊繃，避免關節受傷，就會產生許多激痛點。

9. 關節退化、軟骨退化

容易在身體表面形成關節性激痛點。

10. 車禍外傷

組織沾黏，身體的張力平衡被破壞。

以頭部的激痛點為例，乍看之下，它們都是很相似、相連的部位，並且按壓之後會感到疼痛。但其實如下頁圖，顳肌激痛點會引起頭痛、牙齒痛等症狀，鼻竇炎患者也常引發顳肌的激痛點發作。

跑者或運動者常見的大腿後側痛則源自於臀小肌的激痛點發作。

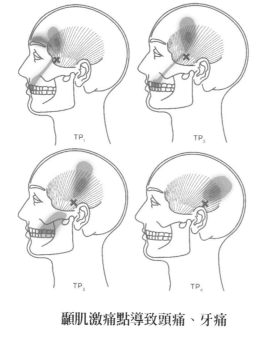

顳肌激痛點導致頭痛、牙痛

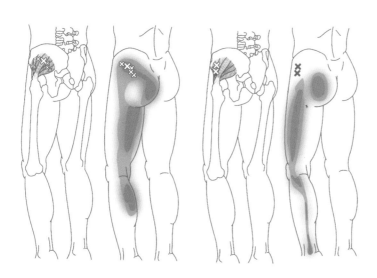

臀小肌的激痛點導致大腿後側痛

Q5. 疼痛的原因，除了激痛點還有筋膜與神經？！

疼痛的原因，有可能是激痛點，神經壓迫，或是肌肉筋膜緊繃。這三者之間有什麼關係嗎？

肌筋膜（fascia）的主要成分就是膠原蛋白，是包覆在肌肉外的半透明膜狀構造。筋膜就像肌肉的緊身衣一樣，負責反應肌肉的收縮後，帶出身體的整體動作。

就如同我們彎曲手臂，使用的是二頭肌肉，而包覆在二頭肌外的肌筋膜也要同時改變形狀，做出「型變」。若是更大的動作如投球，就需要動到一整串的肌肉，此時稱為筋膜鏈的運動。

過去我們使用單一塊肌肉，來表示單一關節的動作。現在我們**使用筋膜，來表示一整個串連起來的多動作**。如：投球使用的筋膜線包含：前手臂線、後手臂線、功能線、旋線等筋膜線的動作互相穩定。

在此提到筋膜，是因為筋膜與激痛點也息息相關。一旦筋膜有損傷、纖維化等問題時，**過度緊繃的筋膜易導致肌肉內壓力增高進而產生激痛點。就像緊身衣過度束縛，勒在身上會不舒服一樣**。

而神經穿梭在各筋膜與肌肉內部。如果肌肉、筋膜出了問題，神經也會因肌肉的激痛點過度緊繃、壓縮而受影響。且無放鬆伸展的筋膜，會卡住運行時的神經系統，而造成痠痛的感覺。

因此，激痛點、筋膜沾黏、神經卡住[4]，本身就會互相影響。而

神經的不舒服感通常稱為「神經卡鉗」，與激痛點、筋膜疼痛難以分別。

傳統上，醫師說的神經壓迫需要開刀減壓，是指壓迫的神經本體大於一定比率約 50% 以上，而影響感覺神經的傳遞。患者抱怨的是麻木、麻痺感，反而較不會痠痛。此時的神經壓迫是遠比上面的「神經卡住」嚴重得多。

曾有病人提問：**「我的疼痛，究竟是神經痛、肌肉痛還是筋膜緊繃的問題造成的呢？」請注意，這三個問題，有時候個別發生，大多時候是兩者重疊，最慘的是三個同時出現，而且還不少。**

在人體上，事情沒有那麼單純，用「牽一髮而動全身」來形容最恰當不過了。最常見的案例就是由頸部疼痛所引起的手臂痠麻。

一般大眾常認為「手麻」是同一姿勢太久，血液循環不良導致。

然而實際上，可能是：

1. 單純的頸椎神經根壓迫（神經痛）。

2. 頸部往肩膀的肌肉緊繃──斜角肌形成的激痛點轉移痛（肌肉痛）

3. 上手臂前臂筋膜太緊繃，而卡住正中神經（筋膜、神經卡住）。

---

4. 在此用神經卡住，是因大部分的痠痛，是「神經滑動不順暢」，影響到神經的表層而導致痠痛。患者抱怨的大部分是長期痠痛，短期麻，而鮮少有一直麻木、麻痺的現象。

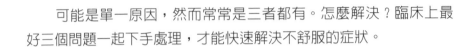

可能是單一原因，然而常常是三者都有。怎麼解決？臨床上最好三個問題一起下手處理，才能快速解決不舒服的症狀。

麻痛分三種

「麻」有分為麻痛、神經麻、血管麻。以下介紹三者的不同：

1. 麻痛：

長輩們最常抱怨的一種疼痛。常見原因有：血管微循環不良、激痛點造成的麻痛、激痛點腫脹壓迫神經外層、筋膜太緊繃壓迫神經、筋膜肌肉緊繃而造成的肌肉內微循環不良。簡單說就是肌肉、筋膜過度緊繃與血液循環不良的問題。**這種的麻要多運動才會改善。**

2. 神經麻

皮膚表面的感覺會與平常健康時完全不同，因此是神經本體上受到壓迫 >50% 而產生的麻感。可以在觸診時會以指甲輕刮皮膚表面，用來與身體兩側對應處的感受做比對。患處的感覺會與對側產生明顯差異，甚至是沒有感覺、感覺遲鈍或是感覺異常放大，變成刺、刀割、冷、熱感。**這種的麻多運動也不會改善太多，要積極復健治療。**

3. 血管麻

相對少見而且情況較為嚴重。會造成患處皮膚變色、脫皮、脈搏減弱等問題。

健康 vs. 不健康的筋膜

健康的筋膜呈現規則的波浪狀，排列順序得當，筋膜收縮力十足又能好好放鬆，就像一塊新的海綿一樣，可以充分吸飽水分，也能用力收縮將水擠出。

不健康的筋膜則是不規則的波浪狀排列。若身體因為常常姿勢不良、使用過度、壓力過大、緊繃或是受傷後，補充的養分不足，就會造成筋膜的老化現象。就像一塊乾枯的海綿，不僅無法吸水，而且乾、脆，容易斷裂。

不健康的筋膜在收縮時，肌纖維容易打結而沾黏成團，因此形成激痛點。激痛點也比較難以放鬆，或肌肉很容易再次「結成塊」。

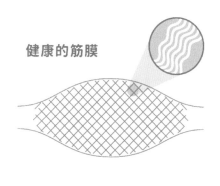

健康的筋膜

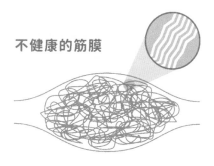

不健康的筋膜

健康與不健康的筋膜比對圖

Q6. 人體最常產生筋膜炎的三個地方？

人體表面有三個大片由白色緻密連結的組織所形成的肌筋膜（fascia），主要成分是膠原蛋白。分別為：

上背肩頸筋膜、腰臀部筋膜與足底筋膜。因為其所受各方拉扯的力量特大，因此容易形成筋膜炎。

造成肩頸上背的筋膜炎，常見的原因有：

1. 工作姿勢不良、長時間低頭玩手機，導致肌肉、筋膜受到過多的張力、壓力承受不住，而產生肌肉筋膜的急性發炎收縮反應。

2. 慢性勞損後，肌肉、筋膜損傷發生纖維化改變，使軟組織處於高張力狀態，從而出現微小的撕裂性損傷。

3. 神經的通道（神經根）遭到壓迫，使神經一直放電而使肌肉隨時處於收縮狀態，肌肉無法放鬆因而無法代謝廢物、產生激痛點。

腰部、臀部的筋膜炎常見可能原因是：

1. 急性椎間盤突出，椎間盤內的髓核物質露出導致急性發炎反應。

2. 長期彎腰、搬重物、久坐運動不足，使得腰部肌肉失衡而緊繃。

3. 慢性坐骨神經痛，神經根遭到壓迫，常見使梨狀肌、臀部肌肉、小腿肌肉產生慢性激痛點。

足底筋膜的筋膜炎常見可能原因是：

1. 體重過重，身體重量長期壓迫。

2. 強力撞擊。走路姿勢不良，喜歡用足跟撞擊地板。

3. 足底、小腿的肌肉過度緊繃。

4. 穿高跟鞋，使足底肌肉緊繃。

5. 肌少症，足底肌肉萎縮無緩衝力等。

6. 扁平足、高足弓等足部問題。

7. 臀肌無力，而過度使用足部小肌肉。

足底筋膜炎雖然也稱為肌筋膜炎，但與姿勢較無關而與足弓有關。它常見於「足底筋膜與骨頭的連接處」的筋膜收縮點撕裂腫脹，但其實該處並沒有很多的肌肉組織。肩頸筋膜炎、腰部筋膜炎與長期姿勢不良較有關。

待足底筋膜急性發炎期過後，會隨之發現足底肌肉、小腿肌肉的慢性激痛點，此時即可進行激痛點的專門治療。

在急性筋膜炎時期，並不易找到個別的激痛點。只要稍微地輕壓、輕按到患處，便會引起很大的疼痛反應。

此時最重要的是降低發炎反應，「吃消炎止痛藥」、「冰敷」以及「和緩的復健治療」是好選擇，而不宜使用按摩、推拿等過度刺激的手法。

因此醫師通常會建議：**筋膜急性發炎時要多休息，不可以按摩。** 因為**此時去按摩無法放鬆肌肉緩減疼痛，還可能使筋膜炎愈按愈嚴重。**

還有急性筋膜炎時的處理方式（吃藥、冰敷、緩和復健）與慢性筋膜炎並不相同，在病程進入慢性筋膜炎時期，發炎反應沒那麼嚴重後，就可以施行按摩放鬆了。

堡醫師 疼.痛.小.教.室

關於冰敷與熱敷

筋膜炎急性發作時，切忌按摩推拿。患部需要多休息降低發炎反應。若發炎狀況嚴重時則需冰敷。

什麼時候該冰敷，什麼時候又該換成熱敷呢？

前陣子網路上又傳出，英國運動醫學雜誌說：運動受傷後絕對不要冰敷，是這麼回事嗎？其實值得深入探討。

首先先來說明冰敷與熱敷的作用與原理：

冰敷能夠直接降低身體患處的溫度，使皮下血管收縮、減少出血症狀、延緩代謝率及**降低神經活性**，達到減輕疼痛以及**控制發炎反應**、抑制受傷部位擴大的效果。

注意事項 1：a. 注意冷過敏 b. 冰敷會使感覺遲鈍，要特別注意凍傷的可能。

熱敷的目的在使局部血管擴張，增進血液循環，幫助身體移除乳酸堆積，促進細胞的新陳代謝，有效提升組織自癒能力。更進一步地增加軟組織的延展性，降低關節僵硬與肌肉筋攣等現象。並且熱敷也能夠減輕疼痛感，達到舒緩及放鬆情緒的作用。

注意事項 2：a. 急性期不宜熱敷 b. 注意熱過敏 c. 注意熱敷溫度，特別是皮膚較敏感者與老人家，避免燙傷。

看起來似乎熱敷較有「明確的治療恢復效果」。然而冰敷的阻卻疼

痛，避免急性疼痛轉變爲慢性疼痛，**避免痛覺神經敏感化**也是相當重要的。

　　英國運動醫學雜誌指的對象是「半專業或專業的運動選手」，在有其他醫療人員照顧下要減少冰敷。其他醫療人員尚可提供貼紮、護具、甚至簡易的復健治療等，因此可以減少冰敷的時間，一般的民衆受傷後並無此類的專門照顧，短暫的冰敷還是可行的。但不要依過時的資訊而冰敷過久。

　　選擇冰敷或熱敷，並非一定，也不是純粹看時間來二分法決定。不同的受傷部位也會影響到組織恢復的時程。一般來說在剛受傷的急性期（輕微受傷：0-6 小時內，嚴重受傷：72 小時內）必須冰敷，待皮膚溫度沒有升高，沒有腫脹，即可開始轉成熱敷。

　　或是換個說法：你感覺一下冰敷或熱敷，哪個會比較舒服？或許那個方式就是目前適合你的。

原則時機	冰療	熱療
受傷時間	急性期或受傷約 6 小時內	慢性期或受傷超過 6 小時
紅腫發熱	冰療（勝）	熱療會加重腫脹
熱敷後痛	尚在發炎 冰療（勝）	
慢性疼痛	熱療（勝）	
治療機制	抑制發炎、降低神經傳達	放鬆肌肉、放鬆心情、增加血液循環
再次受傷	回到受傷時間評估	
綜合評估	冰療、熱療須視情況改變，判斷錯誤可能使病情加重！	

冰敷還是熱敷，須視受傷狀況而定，若有疑問請諮詢醫療人員！

Q7. 肌筋膜疼痛症候群、筋膜炎、肌痛點、激痛點、板機點、氣結,這些說法有何不同?

肌筋膜疼痛症候群≒筋膜炎(急性期)≒激痛點＝肌痛點＝板機點≒氣結(慢性期)

◉ **肌筋膜疼痛症**:醫學用語。表示一整片、大範圍的急性筋膜發炎,其實就是激痛點的意思。

舉例來說:年輕人長期低頭玩手機,常造成頸椎的肌筋膜炎。物流業者常常彎腰搬重物,造成腰部的肌筋膜炎。

◉ **筋膜炎**:與肌筋膜疼痛症的意義相當,為一般民眾用語,表示整片的疼痛。

◉ **痛點＝疼痛點**:民眾用語,表示會痛的地方。「疼痛點」可能是激痛點,也可能是轉移痛的區域。

◉ **轉移痛**:不是真正疼痛的根源。特色就是自己感覺得到疼痛處,但醫師檢查時又找不到。

對於背部的疼痛區域,民眾常常說:「我這裡有一個痛點,醫師我指給你看」。然後在診間內找了一到二分鐘後,又會說:「奇怪,我這裡剛剛(或早上／昨天)明明會痛的,但現在怎麼找不到了?」你也曾經發生過這種窘境嗎?沒關係,你不是孤獨的那一個。很多人都跟你一樣,被「痛點」、「轉移痛」和「激痛點」所迷惑了。

◎ **激痛點 ＝ 肌痛點 ＝ 板機點**：專業用語。

英文正名為：Myofascial Trigger Points（MTrPs）為高度疼痛、摸得到的肌肉硬束。

主動激痛點表示該肌肉會主動疼痛，就是連坐著休息時也會痛，故稱主動 active。

激痛點不是疼痛點。痛哪裡就按摩哪裡，常常一半有效，一半沒效。知道正確的激痛點位置很重要，若能找出造成疼痛的根本原因更重要。

◎ **中醫針灸點 Acupuncture point、穴位 Pressure point**：穴道通常位於連接組織最密集的位置，其中也包含了許多人體常見的激痛點。激痛點與身體十二經脈的穴位有相似重疊的部位，也有各自不一樣的地方 [5]。

針灸在運動醫學上可以提供三個主要的功能：止痛、肌肉與筋膜等軟組織的放鬆、解除組織沾黏問題。

中醫針灸的針感稱為「得氣 （發音：de qi）」，體感是「痠、麻、腫、脹」。針灸治療方式與激痛點的乾針治療方式有部分類似，但並不完全相同。

不同於針灸，**激痛點之乾針治療不留針於體內**，且以引起局部抽動反應（Local twitch response）為主要目的。傳統針灸通常須留針十五分鐘左右，且不特別引起局部抽動反應。

針灸能夠止痛的科學證據總結的比較完整的有「門閥控制理論（Gate Control Theory）」以及「腦內啡理論」。

「門閥控制理論（Gate Control Theory）」簡單說，如果你提

供神經一些刺激，當那些刺激把神經通道占滿，痛覺就無法透過通道傳到腦部。如小朋友撞到頭，讓媽媽摸摸頭就比較不痛了，是以輕觸覺、壓力覺來干擾痛覺的傳遞，同時也達到了心理補償的作用。因此是非常有效的！

而腦內啡理論則是在 1970 年代，研究發現透過針在表皮、肌肉的刺激，而讓大腦釋放腦內啡，達到止痛的效果。[6]

⦿ **氣結**：氣結的說法首見於《黃帝內經》。《黃帝內經》是中國傳統科學中最早將生命規律及醫學應用系統化的醫學典範，其中提及十二經脈是「氣、血」流通的大馬路；當人的身體產生了疾患，使氣血積滯不順，而必然會在體表有所反應，產生壓痛或是感覺異常，通稱為「氣結」。

由於氣血積滯而形成的氣結，在按壓時多會產生脹痛或僵痛感，形成一個或數個壓痛點，因此氣結幾乎都是痛點。但氣節不一定是激痛點，大部分也不是穴位的位置。

氣結與激痛點最大的差異在於，氣結不會產生傳遞痛，也沒有針刺後肌肉的局部抽動反應。氣結較符合潛伏激痛點。

記得主動激痛點要符合三個條件：驚嚇反應、局部抽動反應、傳導痛。潛伏激痛點類似於氣結，在身體狀況差時容易發作疼痛。自己感覺的痛點通常是轉移痛，不是真正疼痛的根源。因此正確找出造成疼痛的肌肉激痛點、韌帶、肌腱、關節很重要。

---

5. 文獻指出：92% 的激痛點與針灸穴位在相似的部位，79.5% 有相同的疼痛處理指引。

6. 另外還有電針，即針灸時可同時配合不同頻率的電刺激，可以產生不同的腦內啡和不同的效果。

如何分辨我的疼痛是「真」激痛點或者只是「疼痛點」？

「真」激痛點需符合五個主要標準：

1. 局部疼痛：患者會抱怨某個部位感到強烈疼痛，但不一定能指出切確的痛點。

2. 特殊的轉移痛型態：疼痛或緊繃的感覺會轉移到一些特定的部位，而且所有人都相同。同時這個疼痛型態不符合神經根壓迫造成的皮節疼痛，或是周邊神經的感覺區域分布。

3. 可觸摸到的緊帶（palpable taut band）：沿著肌肉走向，可以摸到一條像繩索般肌肉緊繃的區域。

4. 強烈壓痛點：如果再沿著緊帶（taut band）觸摸，能夠找到有一個（或數個）會激起強烈疼痛的壓痛點。

5. 關節活動度（range of motion）的受限：由肌肉緊繃而導致的關節活動角度受限。

除以上的五個主要標準之外，還有三個次要標準（minor criteria）：

1. 重複的疼痛：在激痛點上直接加壓，會讓病患的疼痛再次產生，他們會說：「對！這就是我常有的疼痛！」

2. 局部抽動反應（Local twitch response）：以針刺或針灸刺激，會產生肌肉的局部抽動反應。

3. 疼痛的緩解：可以用伸展或注射的方式來解除疼痛。

若是嚴格的醫學定義，需符合上面五個主要標準，加上至少一個次要標準，才是一個「真」激痛點。

堡醫師再用白話文解釋一次，**「真」激痛點就是壓了會很痛的點，還會將疼痛感傳遞到其他部位導致其他地方也產生痛覺。**

用針戳到激痛點之後，可以讓肌肉快速放鬆，然後被戳到的地方會產生肌肉的局部抽動反應，有點像被電一下的感覺。

Q8. 激痛點普遍的治療法

肌筋膜疼痛症候群是個相當神祕的疾病。怎麼說呢？就是 **「怎麼治療都有點效，但都不會完全有效」**。是不是跟我們平常去按摩放鬆有點像？

現代人常見因：長期姿勢不良、生活習慣不佳、錯誤的運動方式等原因，造成肌肉內局部緊繃，而有劇烈壓痛點。這些激痛點會向遠端傳遞痛覺，也就是所謂的筋膜疼痛。

痠痛問題幾乎是全世界最大的健康產業，在台灣每年約六百萬人因筋骨痠痛至各醫療院所求診，未就醫而直接尋求去民俗療法、推拿、按摩、整脊的更是多到無法估計其數。

許多民眾甚至會為求緩解疼痛問題，願意跑到「鄉下老師傅」或「有名的整骨師」等處地方求醫。市區內則是遍布 SPA 會館、泰式按摩、國術館、物理治療所、運動工作室、復健科診所、骨科診所、醫院等等地方，可見疼痛問題無所不在。

總括來說，一般患者最常求診的方式有以下兩種：

1. 民俗療法

按摩、揉捏、敲打、刮痧、拔罐[7]、放血、草藥敷、給蜈蚣咬、被蜜蜂叮蜂螫、吃蛇肉等等，都會各有不同的效果。

堡醫師要告訴你，拔罐若是可以針對激痛點的位置治療，效果奇佳。要注意的是，有些人因長期疼痛以致口味過重而過度拔罐，

留罐太久或負壓太大，會造成皮下微血管嚴重破裂而有皮膚壞死的可能。所以建議每次使用以五至十分鐘為限，一週一次即可。須等本來的瘀血消退了再實行第二次拔罐。

而刮痧則是除了應用於中暑之外，也可以緩解激痛點。刮痧使用適度壓力來按摩激痛點，有助於毛細孔擴張、皮下微血管循環增加，對激痛點的疼痛舒緩的效果很好。

2. 復健

電療、吃藥、打針的確都會稍稍緩解，但效果能夠持續多久呢？是否可以治本呢？倘若造成激痛點的根本因子[8]沒改善，很快就會回復原來的症狀。

至復健科治療時，若處在急性發炎期，會引起整片筋膜疼痛，以致找不出明顯的激痛點。此時需先降低身體整體發炎狀態（如使用藥物、止痛針劑降低發炎反應、用熱敷或冰敷、電療等較緩和治療方式減緩），直到慢性期才找得出確切的激痛點。因此整個療程需**多次評估、分次治療**才能達到較好的效果。

許多人理解的復健，僅止於此。而未執行之後的肌力強化工作，因此症狀容易復發。

治療後，需搭配運動，例如：筋膜伸展、核心訓練、肌力強化運動等。才能長期確保治療效果。

---

7. 知名游泳選手「飛魚」菲爾普斯於奧運奪得第二十面金牌時，身上有特殊的紅色圓圈拔罐痕跡，頓時成為世界焦點。當下全世界的媒體都認識了中國的傳統醫療——拔罐，被認為是一種奧運金牌選手都在用的保健方法。

8. 根本因子是 1. 姿勢不良 2. 生活習慣不佳 3. 運動不足、核心無力。

CHAP 2

克服
慢性疼痛

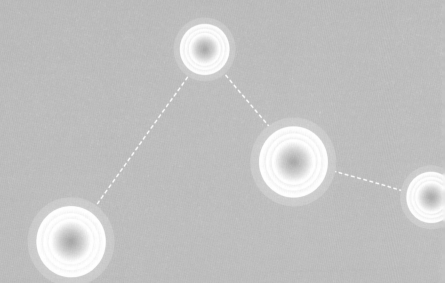

Q9. 急性疼痛與慢性疼痛，同樣都是好痛痛，有什麼不同？

「忍耐、忍痛是美德？」

常有長輩會在小朋友跌倒或受傷時安慰說：「不哭不哭喔，有點痛，忍一下就過去了。」因為從小就被鼓勵學習忍痛，導致成年後在面對疼痛問題時，還是習慣隱忍著。這種情況在強調吃苦耐勞的上一輩尤其明顯。

像是在堡醫師的診間就遇到有許多長輩、阿公阿媽表示，自己的膝蓋關節痛、腰痠背痛已經持續了好幾年，都一直勇敢持續地在忍耐著。

曾有一位婆婆驕傲地對我說：「醫師我膝蓋痛五年了，今天第一次來看醫生呢！」經 X 光檢查後，卻發現，婆婆的膝蓋已經是骨頭磨骨頭，是第四級的退化性關節炎 [9]，軟骨全都沒了。

遇到這樣的狀況，我心疼地問婆婆：「阿哩價裡痛（台語：妳這麼痛），怎麼還一直忍？」

婆婆回答說：「啊就出來看病太麻煩還要給小孩接送，孩子還得向公司請假才能帶我來看醫生。」

「但是婆婆您沒有及早治療的話會愈來愈嚴重，到最後有可能

---

9. 依 X 光判別軟骨磨損程度，分為一至四級，第四級為最嚴重。

要開刀捏！」

　　婆婆一聽到可能要開刀就驚呼了出來：「蝦密？痠痛不是就多休息、忍過去就好了嗎？」

　　在上一輩的觀念裡，忍耐、忍痛是一種美德：吃得苦中苦，方為人上人。然而，慢性疼痛是不應該忍耐的，因為大腦會記憶及學習疼痛感，如果長期漠視慢性疼痛，將可能會讓人無時無刻產生持續疼痛的感覺，甚至形成了棘手的「纖維肌痛症」。

　　疼痛不需要忍耐，而是要找出原因找對方法來解決。

急性疼痛 Acute pain：大腦警告你，快去檢查受傷的地方

　　急性疼痛，幾乎都是因實際受傷而產生的疼痛。舉凡割傷、燙傷、挫傷、扭傷、拉傷，甚至蜂窩性組織炎等等。特別是當你看到、想到，知道受傷的起因與過程，這時大腦即會建立急性疼痛的邏輯事件。通常可以很明確地描述是經由什麼事件造成疼痛的產生。

　　急性的痛覺神經被喚醒之後，就會不停的放電，傳遞到大腦皮質，再由大腦皮質產生痛覺來提醒這位患者：「先生、先生，你這裡受傷了，快來看看嚴不嚴重！快來治療受傷的地方。」此時身體發炎的細胞訊號也被大量的釋放，造成受傷處產生「紅、腫、熱、痛」的發炎反應。

　　急性受傷在受到處理照顧後，身體的細胞組織聚集在傷處集中修復，當神經、身體發炎的細胞訊號不再受到刺激，就不會再產生急性疼痛了。甚至過了不久之後，你也忘記自己曾經受傷過！

慢性疼痛 Chronic pain：大腦產生印痕，因此大腦覺得你應該要痛！

很多因素會造成慢性疼痛，疼痛往往會隨著年齡一起增加。當人漸漸年老時，體內細胞也會慢慢開始崩解、損壞；而骨骼與關節，通常是最先發生損壞的部位。神經細胞（Nerve cell）也一樣會崩解損壞而導致慢性疼痛。

疼痛若是大於三個月以上，因為受傷處不斷的對大腦回傳此處受傷的訊號，於是大腦就留下了受傷的記憶，這時候大腦皮質因為長期處於受刺激的狀態，就會**記憶住疼痛的感覺（稱為印痕）**，造成持續性的疼痛感。若是大腦已經產生這個印痕，那麼疼痛的情況就很難處理了！就算把受傷的部位處理好，但因為大腦已經形成了錯誤的印痕而認定該部位持續受傷中，所以身體的那個部位還是會一直疼痛！因此，我們也可以說：**慢性疼痛，將導致大腦受損**。

疼痛種類可以分為：

1. 傷害痛

身體的組織器官受傷了，啟動痛覺受器而感覺到疼痛。

2. 皮膚表面痛

表皮受傷，擦傷，燙傷等。

3. 身體痛

肌腱、韌帶、骨骼、血管、筋膜、肌肉組織受到損傷。通常是鈍痛，不易清楚指出部位。

4. 內臟痛[10]

　　某些我們熟悉的內臟痛容易區別，例如：胃痛，常見上腹部肋骨下抽痛感。 心臟痛，常見左肩膀，左側下排內側牙齒疼痛等等。

5. 中樞神經痛

　　中樞神經受損，如中風導致腦組織直接受傷而肢體疼痛。如腦出血患者常見長期肩膀疼痛，而肩膀之肌腱韌帶卻無明顯受傷。如脊髓損傷造成脊椎橫斷，也會造成嚴重的肢體疼痛問題。

6. 周邊神經性

　　即我們**一般人的姿勢不良而壓到頸椎、腰椎神經**，或是腕隧道症候群。周邊神經受壓迫的患者常會描述痛感為：燒灼感、刺痛感、電擊感、戳擊感、圖釘刺到感。

7. 觸摸痛 Allodynia

　　慢性疼痛的患者，在腦部神經、脊髓神經的痛覺敏感化之後，連被輕輕地撫觸都會感到疼痛！

　　堡醫師有許多年長的門診患者，神經痛長達三、四年以上仍遲遲未處理，最終就慢慢演變成觸摸痛！觸摸對一個正常人而言，就只是輕輕碰到而已，然而對這些慢性疼痛的患者竟是如刀割般的疼痛。更有些人明明是沖冷水，卻說這個水是燙的，有燒灼感、刺痛感，甚至如刀割，即任何輕微的觸碰，對這些慢性疼痛導致觸摸痛的患者，都是一個很大的刺激。

---

10. 部分內臟痛則是極為難以定位區分，而且常轉移至體表遠離該內臟的部位。會有這樣的現象，是因為胚胎發育時本來內臟與皮膚兩者的神經共用，發育後漸漸分開但仍然共用神經，因此會有此特殊的現象。

觸摸痛可以更細分成三類：

1. 機械性 = 輕觸摸性

　　a. 靜態機械痛：被輕輕觸碰時會感受到疼痛。

　　b. 動態機械痛：被來回輕撫時有疼痛感。

2. 溫度性（冷 or 熱 皆有可能）

　　對於任何稍高於皮膚表層的溫度皆會感到不適。

3. 動作性

　　正常的關節或肌肉痠痛都會導致痛感。

　　除了長期神經壓迫會導致觸摸痛之外，以下狀況也會導致觸摸痛：

1. 複雜性區域疼痛症候群
（CRPS complex regional pain syndrome）

　　a. 常見於中風之後手部無力、肩膀脫垂。若該處脫位的肩膀不注意擺位，長期拉扯該部位神經後，容易衍生為複雜性區域疼痛症候群。需注意手臂不可垂吊在空中，應使用托肩帶支撐患肢，並且施以電療肩部肌群以加強肌力。

　　b. 門診更常見的案例是：**骨折後，無佩戴石膏固定傷處**，仍繼續過度使用受傷的患肢。過幾個月之後，骨折的部位即使癒合了，還是會有腫脹、神經痛、觸摸痛的現象。

　　所以骨折之後，醫師要你佩戴護具、石膏，一定要乖乖戴好戴

滿。不然很容易演變成複雜性區域疼痛症候群。

堡醫師診間有部分患者，就是手腕骨折不願意佩戴護具，導致後續手部腫脹疼痛長達數年之久，甚至留下長期後遺症。

2. 皰疹後神經痛 Postherpetic neuralgia

得到皰疹後神經痛的患者（尤以長輩更為常見）會形容：冷風吹過去，跟刀割一樣，痛苦不堪。

3. 肌纖維疼痛症 Fibromyalgia

俗稱的「痛痛病」、「公主病」。每天都喊著痛，什麼事情都不能做。

4. 偏頭痛 Migraine

神經內科的常客，只能控制或緩解症狀，很難痊癒根除。

什麼是痛覺敏感化 Hyperalgesia?

痛覺敏感化類似於觸摸痛。

當位於皮膚內的感覺受器受損，或是周邊神經受傷時，會產生「對於刺激的過度敏感」。白話意思是**感覺被放大數倍**。細胞內負責引發疼痛、發炎的前列腺素（Prostaglandin）被大量釋放出，造成不成比例的疼痛。

長期使用鴉片類止痛劑者（或是吸毒者），可能會演變成痛覺敏感化。患者會描述「我的感覺變得很奇怪，特別敏感強烈。是在使用藥物之前沒有的感覺。」**痛覺敏感化可當作是感覺受器、周邊神經本身的過敏或發炎反應。**

痛覺敏感的治療方式有：抗憂鬱劑（SSRI）、三環抗憂鬱劑（TCA）、普拿疼、非類固醇止痛消炎藥、類固醇、抗癲癇劑、NMDA 藥物。若有此類專科藥物使用上的疑問，可詢問腫瘤科醫師或是身心科醫師關於藥物如何調整。

看到這裡應該有人會問：一樣都是疼痛，為什麼要如此細微的分辨出各種不同的「痛感」呢？

科學始於分類。而各種疼痛的源頭、病因都不太相同。若是可準確地說出自己疼痛的特性，或是醫師可以仔細分辨患者痛感的差異，就能更準確的定位或分辨出受傷部位的位置——究竟是表淺的組織受傷？肌腱韌帶受損？肌肉撕裂傷？筋膜疼痛？還是頸椎、腰椎神經壓迫？這些資訊都能幫助醫師更能對症診斷與安排復健治療。

堡醫師提醒大家：「**慢性疼痛，會導致大腦印痕，痛覺敏感化，且疼痛閾值降低。慢性疼痛別忍耐，忍耐只會愈忍愈痛！**」

Q10. 什麼叫做疼痛產生者？疼痛與代償

疼痛產生者（pain generator），指的是引發疼痛的根源。 若是能解除疼痛的根源，疼痛的分數至少會減一半以上。

例如十個因腰痛前來求診的患者，主述的痛點都是位於腰部，但可能引發疼痛的病因全都不一樣。有可能是脊椎韌帶拉傷、椎間盤突出、小面關節炎、脊椎滑脫、椎弓解離、脊椎旁激痛點、腰部肌肉緊繃、薦椎韌帶拉傷、脊椎狹窄，甚或是因腎臟發炎或泌尿道結石……。另外腰椎壓迫性骨折，髖關節影響，骨盆前傾或後傾，薦髂關節炎也都會引發強烈的腰部疼痛。

當然這麼多對應到腰痛的關聯原因，屬於醫護人員的專業知識，民眾不一定能全部都明白。但你必須了解造成腰痛的主要原因不只一種，並且要信賴醫師的專業判斷。

對於某些疼痛，很難找出「引發痛源的大魔王」也就是所謂的疼痛產生者（pain generator）。

有時候會聽到一些案例例如因長期腰痛不堪其擾，經醫院做核磁共振檢查出第五腰椎椎間盤突出，於是醫師建議由外科手術治療。然而病患在開完刀，椎間盤也更換之後，原本的腰痛竟然還是存在！

有時候患者主述的問題，在經由精密儀器的檢查後，卻也並不一定能找出真正的「疼痛產生者」，這些異常可能只是正常的退化或老化現象。

　　肩膀是使用量非常大的關節，會因日常活動使用造成肩膀旋轉肌磨損甚至破裂，然而並不一定會造成明顯地不適或是引發疼痛。

　　根據醫學文獻說明，六十歲以上的一般人約有 20% 會被檢查出旋轉肌有破損，將年齡提高至八十歲以上，則機率會上升至 50%。

　　然而，儘管有這麼高的比率為肌腱破裂，但民眾可能一點感覺都沒有。因此醫師的工作，就是要從這一堆蛛絲馬跡中，找出最可能的兇手——疼痛產生者，並且要針對它做最大的治療，才會有好的成效。

什麼是代償作用？

　　「代償作用」是身體的一種保護機制，當身體某處有疼痛，或是部分肌肉無法正常運作時，會藉由其他的肌肉，進行「暫時性」的替代來幫助整體的運作。

肌肉代償

　　當我們進行一個動作的時候，假設身體會需要ＡＢＣ三種肌肉相互配合，是最省力也最流暢的方法。但是當肌肉 A、B 受傷，或是因姿勢不良、肌肉失能、肌力不足導致無法出力時，大腦的潛意識會令肌肉 C 將原本肌肉 A、B 無法承擔的部分完成，這個就叫做肌肉代償。

　　肌肉代償應該是在身體恢復健康之後就應該消失的，但如果運動的姿勢錯誤，或某一肌群肌力較弱時，就會讓 C 肌肉一直介入正確的運動狀態中。

　　常見的例子像是在進行捲腹運動時主要訓練部位是腹肌，但許多人卻覺得腹部無感反而脖子或肩膀特別痠。或者在進行重訓時姿勢錯誤、肌力較弱，需要藉由其他肌肉群幫忙施力，此時除了無法

訓練到正確肌群外，也容易讓代償部位的肌肉負荷過大、甚至受傷！

肌肉代償現象最常發生的部位就是腰部肌肉，再來則是肩頸。所以一般人最常肩頸跟腰部痠痛！

以腰部為例，常見於屈髖肌（A）及腹部核心（B）肌肉失能，無法屈髖，而導致下背肌肉（C）使用過度、受傷發炎引發疼痛。

在肩頸部位則常見於胸椎（A）僵硬及中下斜方肌、前鋸肌（B）無力，導致出現聳肩姿勢使得上斜方肌（C）過度使用而僵硬緊縮。

每個人慣用的 A、B 肌肉通常與生活姿勢、運用身體的習慣以及大腦潛意識有關。每個人天生的大腦與神經與系統運作帶動肌肉的習慣、路徑都不太一樣，所以你會發現有些人是天生舞蹈家、運動員，因為他們可以順利的使用效率最好的肌肉來產生動作或運動。同理，每個人的肌肉 A、B、C 出現的代償作用也都不會完全相同（但肩頸、腰部的代償受害者 C 卻常見相同。就是超級激痛點：上斜方肌、提肩胛肌、腰方肌、腰椎、多裂肌。）

通常要能分辨出肌肉 A、B 有點困難，因為這些肌肉不會產生痛感，C 卻經常唉唉叫的很大聲。此時需要由物理治療[11] 的評估方式詳細深入的評估，來找出失能無力的 A、B 肌肉。找出肌肉 A、B 後，再加以鍛鍊將肌力補足，往往就可以長期改善肌肉 C 的疼痛了。

關節角度代償

至於另一種關節代償，最引人注意的例子就是「台灣之光」王建民的重複性受傷。要完成一次完整的投球動作，其力量的傳導路徑是由腳踝－膝蓋－大腿－骨盆臀肌－對側肩膀－手臂－手腕－指尖。

---

11. 紅繩懸吊診斷 Redcord、精選動作分析 SFMA、神經動能療法 NKT 等特別的評估方式。

在王建民的腳踝受傷後，由於踝關節的僵硬與穩定度不夠，若想要維持與受傷前相同的球速，勢必要增加對側肩膀的活動角度才能達到相同的能量輸出。此舉不但造成肩關節的活動角度更大，又進一步地導致了肩部肌腱磨損受傷。這個就叫做關節角度代償。

然而，代償都是不好的嗎？頂尖運動員就是代償之王！

但並非不是全部的肌肉代償、關節角度代償都是負面、不好的。如在頂尖運動員身上，常常可以觀察到許多由 ABC 肌肉群彼此互補合作的代償現象，反而是 ABC 肌肉合作無間，因此可以催出更強大的爆發力、更快的速度或是球速等等。在運動員身上常發現這一類型的肌肉代償現象，與他們的優異好表現呈現正相關，並且動作中並無疼痛狀態產生的話，此類型常稱為「**好的代償**」[12]。

反之，若是因「肌肉代償」、「關節角度代償」過度，而導致身體受傷、組織磨損，就需要適當的打斷它們的代償關係鏈。

嚴重時，甚至有可能要將「整個動作打掉重練」。意思就是：你的腦部支配肌肉的方式錯誤了，需要重新學習正確的「腦部－肌肉連結使用程式」。

若是只有小問題、微調程式，可能一到二個月就能見到效果。若是程度較嚴重、需要大幅度修整，最少需要三個月甚至更長的時間。

通常針對動作的重新學習訓練，會安排在選手的比賽季後進行調整。一定要有充分的休息時間來重新學習、熟練正確的運動姿勢，並且很有可能在下一季開始的成績表現會比以往更差，需要三個月到六個月甚至一年後才可能再度達到高峰。

12.神經肌肉再訓練（neuro-muscular re-education）＝大腦－肌肉的程式重灌。

Q11. 什麼是正確的姿勢呢？姿勢會影響疼痛嗎？

張拉整體示意圖

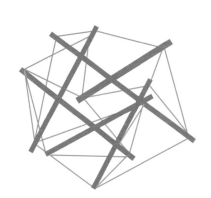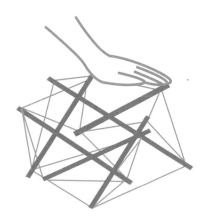

目前物理治療學界普遍以「張拉整體」來解釋一個「健康且力學均衡的身體」。但什麼是張拉整體？如上圖所示，身體的肌肉筋膜就如同遍布於整顆球體的彈性線，而骨骼就如支撐著彈性線的木棒懸浮在其中。

如果對其中哪一部分施以壓力，整個球體都會產生張力使其可以回彈；就連丟到地上，也有足夠的反彈力道令整顆球體可以彈跳起來！

這個立方球體兼具了：

1. 穩固性

靜止時，各彈性線間的力量很平均，能維持它的形狀不變形。

2. 抗壓性

當有外力介入時，由球體內部產生一股反彈的張力。

3. 回彈性

丟擲到地面時，能回彈至一定的高度。

若是將組合成整個立方球體（張拉整體）的木棍、彈力繩這些材料各別拆開，它們就喪失了以上的功能！這就像人體一樣：肌肉、筋膜（彈性繩）等富彈性的軟組織，附著在骨頭（木棍），藉著彼此的整體連動而可以保有穩固性、抗壓性與回彈性，但若將這些骨頭、肌肉與筋膜分別拆開時，就沒有以上這些功能了。

因此我們在談論身體的姿勢時，身體內的骨骼、骨骼之外黏附的肌肉、筋膜是會互相影響的。就像這顆球體在遭受外在的過度力量時，同時會有伸長與縮短。那張拉整體跟姿勢有什麼關係呢？因為對人體好的姿勢，就是如上所述，呈現「周邊端點拉長，但內部收縮回中心」的姿勢。**維持站姿，就像拉麻糬一樣，在將身高向上抽長的時候，同時間也將身體其他部位內縮，就會呈現一個好的站立姿勢。**

堡醫師常在診間請患者練習「收下巴」這個動作，遇到很多人表示：「收下巴後，感覺脖子更緊繃了！」現在，堡醫師請你稍稍改變一下收下巴的動作，看看有沒有什麼特殊感受呢？

正確的收下巴，不是「用力低頭擠出雙下巴」，而是要像我們在「測量身高」時，眼睛平視前方，將頸部拉直頭部回正，試圖把「**身體往上延伸**」得更高，此時會感覺眼睛後方的深層頸部肌肉有緊繃感，也能將頸椎關節的壓力減至最低。

把收下巴這個動作擴及到整個身體來看，隨著頭部回正、頸椎角度恢復正常，連帶會影響到肩部放鬆、肩胛後收、胸廓展開、腰桿挺直、骨盆轉正……，隨著一連串身體角度的自動微調達到「讓身體開展、延伸、拉長」的效果。一個簡單的動作就能帶動全身整體顯著的變化，以及明顯的感受差異，這就是物理治療中「姿勢調整」令人著迷的地方。

　　無論是練舞、瑜珈、或修習武術的朋友一定有過這樣的經驗：「為什麼老師、資深同學做出來的動作那麼優雅流暢？而我卻彆彆扭扭看起來很僵硬、感覺好尷尬？」因為一個動作所呈現出的美感與流暢度，除了對動作的熟練之外，也包含了「氣勢」「修長」，甚至有看起來比較高昂的感覺，這就是「張拉整體」的概念。

　　堡醫師曾經修習國際標準舞數年，記得在練習一個重要的動作：連續轉圈圈，怎麼練都轉不好。單轉一圈還可以，連轉兩圈就會重心不穩，連續三圈必定失去平衡暈頭轉向。

　　再看向旁邊修長的女同學們優雅地轉圈，覺得又美又羨慕。後來學長從旁幫忙指導分析動作：要將身體的軸心保持向上，雙腳與頭頂成一直線，使身體就像陀螺在旋轉一般，才能做出連續轉圈。

　　堡醫師謹記著這個要領，先把身體往上拉伸、維持中軸平衡，果然就可以連轉三圈並且安全著地了（笑）！藉由練舞，堡醫師在十幾年前第一次體驗到了生物張拉整體結構的概念。儘管在當時還不認識這個名詞，只知道用「身體往上延伸」的方式，就可以讓我順利完成轉圈跳舞了。同時也謹記著這個概念，在跳舞時將身體延伸拉長，如此看起來速度感較快、氣勢也更強，比賽時的成績和表現也更好。

　　因此，在了解生物拉張整體結構這個概念之後，如何站立維持一個好的姿勢就變得很簡單了。

請想像有一股力量由頭部將你向上提起，力量從身體中軸往上延伸。為了與這股力量保持平衡身體會自動微收下巴，收束肋骨、腹部內收。同時肩膀會感到放鬆，胸腔展開，臀部提起，呼吸加深。此時身體的鉛垂線會由頭頂正中間延伸，順著耳朵、肩膀中線，穿過身體重心（COG, central of gravity）（位於腰椎第二節，大約在人體肚臍的後方）。接著此鉛垂線繼續通過骨盆、膝蓋，最後到達腳跟骨的位置。

一旦能掌握身體中軸的位置，將身體重心平均分布的感受，那麼不只是站姿，幾乎所有姿勢的訣竅也都能輕易地做到。只需要想像有一條鉛直線自頭頂通過胸腔到達肚臍裡的身體重心點，再延伸至骨盆、膝蓋通過兩腳中間落到地板，那麼就是身體張力均勻的良好姿勢。

知道什麼是好姿勢以後，人人都可以站得挺了嗎？

然而事情總無法那麼如意，我們坐在椅子上太久、低頭滑手機或打電腦的時間太長、運動量不足，長期累積就會造成筋膜的變形、無力、鬆弛或沾黏。就像張拉整體球長期被壓迫，會導致橡皮筋變形或是失去彈性，無法恢復原來的形狀。幸好人體構造比橡皮筋的功能好，在經過三個月以上的鍛鍊之後，依舊能夠恢復原來的彈力及肌力。

各種姿勢示範

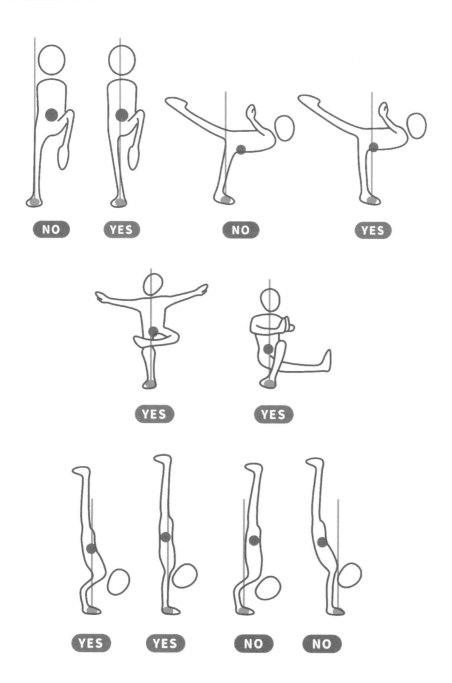

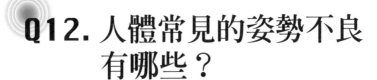

Q12. 人體常見的姿勢不良有哪些？

以下是最常見的姿勢不良症候群：

一、圓肩駝背症

脊椎分為頸椎、胸椎、腰椎、薦椎與尾椎，駝背是因頸椎和胸椎過度彎曲造成的脊椎變形。由於胸椎向後過度凸起，使得背部肌肉鬆弛無力。

特徵是從上方觀察，兩側肩膀往前呈現彎月狀。從側面看，頭部過度往前，而上背部過度凸起。

所謂的駝背，就是胸椎過度僵硬；所謂的圓肩，就是胸部前後肌肉張力不平均。胸椎僵硬會導致頸椎、腰椎、周邊肌肉都僵硬到動彈不得，因此通常是首位需要鬆動的部分。

若是嚴重的胸椎僵硬，堡醫師看 X 光影像時都可以感覺到胸椎從電腦中傳出硬邦邦的求救訊號，要請我告訴他的主人快點來放鬆「他」（胸椎）。

圓肩駝背、胸椎過度僵硬者，容易在上斜方肌、提肩胛肌、菱形肌、後上鋸肌形成超級激痛點，而形成超級痠痛的狀況。

二、烏龜脖症

圓肩駝背者，時間久了常合併變成烏龜脖症。想像一下，自己

的肩膀往前垮，背部後面很放鬆的自然凸起來，是不是脖子就會自然的會往前伸出？

正常的頸椎，在Ｘ光下看起來，呈現順順的倒Ｃ字型，烏龜脖症在Ｘ光下看起來，就變成了一條直線，表示上頸椎僵硬。患者通常表示頭痛，原因是在枕下肌的地方形成超級激痛點。

下頸椎與胸椎也僵硬的情況下，中頸椎會因為活動太多而退化。一般來說，大部分的頸椎退化、骨刺都首先發生在頸椎5、6節。

那烏龜脖怎麼辦？先別急著往回縮擠出雙下巴。要有頭部往上拉長，像麻糬般拉長脖子的概念。然後輕收下巴，最後用最小身體力量維持著這個好姿勢。同時，不要忘記輕鬆呼吸喔。

知道正確姿勢之後，就要開始計時。起初從三十秒開始，進而一分鐘、二分鐘，到五分鐘，最後努力維持十分鐘左右。接下來就是在無意識之下也要能維持麻糬般拉長脖子加收下巴的感覺。至此，你就成功囉！

除此之外，日常生活的調整：調整電腦螢幕的高度與眼睛平視、手肘有支撐；手機拿高，減少低頭及烏龜脖。

有些人非常容易緊張，一緊張就會呼吸加速，這些人常見頸部前側肌群使用過度，就會造成前後肌肉不平衡，或是頸部前方肌肉的激痛點（斜角肌、胸鎖乳突肌）等。此為情緒影響呼吸進而導致肩頸、頭部疼痛。因此放鬆心情、不要過度緊張，是這些人的重要課題。

什麼是頸椎大包？

有陣子網路上傳：許多人脖子後面凸一塊，又稱為所謂的「富貴包」。是可以吃得好、比較有錢的富貴人士才有的，因此是一種有錢的象徵……才不是！

很多患者會跟我說：「醫師我脖子後面凸一塊，會不會是長什麼壞東西了！？！？」

其實頸椎大包，就是長期姿勢不良，若是再加上一些慢性病，就會更容易凸出！頸椎大包凸起來的位置，在於下段頸椎 6、7 節至上胸椎 1 到 3 節的地方。長期低頭駝背之下，這段脊椎本來就容易凸出來。

再加上長期該處脊椎壓力過大，會造成局部脂肪組織增生，或是脂肪瘤增生。就會變成超級凸。另外，較胖的人，或是有糖尿病、高血脂者，該處比正常人更容易堆積脂肪而變厚。

有頸椎大包的人，因為下頸椎、胸椎較緊，因此普遍都有上背部的超級激痛點。肩頸疼痛苦不堪言，而說到底還是要從姿勢、日常環境開始改善起。多運動，改善代謝問題。

三、骨盆前傾症

骨盆前傾症的特徵是：男生明明不是特別胖，但啤酒肚卻常常很大；女生也不胖，但小腹很凸，且屁股特翹，身體呈現Ｓ型。

理想的骨盆位置，是兩側骨盆的髂前上脊與恥骨聯合成一直線垂直地面，是骨盆的正中位置，腰椎前凸的角度、薦骨的角度，也有相對較理想的位置，但對一般民眾來說較難用此方式評估。

一般人只要感覺自己在靠牆站立時，腰部是否很難貼到牆、會拱起來超過一個拳頭（正常約一至二個手掌寬）。或是**睡覺時，常覺得腰部貼不到床面**，早上起床時覺得腰部僵硬了一個晚上等等。

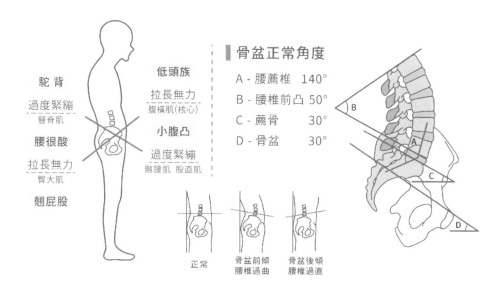

骨盆前傾症的姿勢與骨骼示意圖

這些都是骨盆前傾的特徵。

骨盆前傾者常抱怨腰痠，不能彎腰，很容易閃到腰，若是長期未處理，容易演變成「腰椎小面關節炎」、「薦髂關節炎」及「椎間盤突出症」等慢性腰痛問題。

骨盆前傾者，需調整坐姿。普遍可見辦公族的椅子都太低，會變成彎腰一整天；久坐造成腿後肌僵硬。彎腰搬東西、彎腰做家事，造成腰部筋膜過度使用緊繃，須盡量避免。

常見主婦或廚師洗完菜、煮完飯後腰部痠痛，主因是洗手台、工作檯面高度太低，做事時需彎著腰，所以每次一做完事就腰痠背痛。

另一常見例子是：洗手台太低，導致刷牙洗臉時，需彎腰 5~10 分鐘左右，所以刷完牙就腰痠背痛不止。

　　骨盆前傾者，短期可訓練外核心肌群：如腹直肌、內外腹斜肌、臀肌，長期可以調整呼吸方式：做腹式呼吸，不要胸式呼吸。長期訓練內核心肌群（多裂肌、腹橫肌）。持續訓練三到六個月就可以矯正骨盆前傾。

堡醫師 疼．痛．小．教．室

髂腰肌：影響骨盆的超重要肌肉

　　請問你一天坐六小時，什麼肌肉會短縮最久？答案是髂腰肌！這就是為什麼「久坐」就會自然地變成骨盆前傾！因為影響骨盆最重要的肌肉，一天到晚縮在一起，久了就僵硬痙攣了！

　　而且髂腰肌不會自主疼痛，因此你很難知道它的存在，更不用說要去伸展按摩了。就算你去按摩，這個地方也很難放鬆，因為按了不只很痛又很尷尬，髂腰肌即無可避免會長年處於短縮、緊縮狀態。髂腰肌有激痛點者，疼痛會放射到腰部後側、或是大腿前側，導致很多人感覺大腿痠痛，去找大腿的肌肉卻找不到疼痛的地方。

　　只要多做自我伸展髂腰肌動作，即單膝跪地，打開髖關節，將小腿往屁股收，不只會伸展了髂腰肌，連另一個很重要的股四頭肌前側也能順利伸展。

三鐵教練──呼吸不良，導致腰痛！

　　堡醫師有個知名國家級三鐵教練的患者，因為腰痛長期問題來找我求助。他說他的腰痛問題，即使去復健治療、打針放鬆，效果都不好。

　　檢查後發現，三鐵教練長時間都用胸式呼吸，導致骨盆前傾，肋骨因長時間胸式呼吸，整個胸廓向上翻起而不在正常角度。

　　在經由物理治療師整整花了半小時以上教導教練如何正確的腹式呼吸，不要吸氣時把整個胸廓拉起來，並請他回家每天練習，才能改善他的腰痛問題。

　　我之後想想：為什麼三鐵教練明明就不是長期久坐的辦公族，怎麼

還會造成呼吸方式錯誤呢？原來他以前也是國家隊選手，從十五歲開始後就長期超高強度訓練，身體常常需要用力喘氣呼吸，因此養成了用胸式呼吸的習慣。

退役之後訓練量降低，肌力就沒以前那麼好，然而長年呼吸習慣已難改，因此會造成嚴重腰痛問題。

所以腰痛問題，跟呼吸方式大有相關！甚至肩頸脖子痛、也是呼吸方式錯誤。長期用脖子的小小肌肉用力拉起沈重的胸腔，難怪頸椎小肌肉怎麼按摩都放鬆不了，易形成許多激痛點而導致嚴重疼痛。

不可不知道的呼吸方式——腹式呼吸

胸式呼吸：是指吸氣時胸腔會上下起伏，空氣大多進入肺臟的上半部，此種呼吸法吸得較淺，約只有上 1/3 的肺部有空氣進出，也因為吸得較淺，所以可以幫助快速換氣，最適用於劇烈運動時需要大量空氣的時候。

腹式呼吸：當吸氣時腹部凸起，反之吐氣時腹部自然凹下，腹式呼吸有許多好處。

1. 減少肩頸痠痛、腰部痠痛。

2. 提高心跳變異率 HRV，穩定交感神經、情緒問題、降低身體壓力。

3. 活動橫膈膜，增加肺部換氣率，可以使用到人體較少用到的下肺葉。

4. 增加身體代謝率，加速腸胃道血液循環，促進消化，預防便秘。

5. 促進身體血液循環、增加靜脈回流，增加身體新陳代謝。

一起來練習腹式呼吸：鼻子吸氣，鼻子吐氣。

1. 平躺訓練：平躺於瑜珈墊上，雙膝微彎輕鬆踩地。慢慢吸氣 3~5 秒後使肚子凸起，維持 3~5 秒後，緩慢吐氣 5~10 秒。維持 10 次一個循環。

2. 坐姿訓練：坐於椅子上，不過度挺胸不駝背，身體向上拉起。慢慢吸氣 3~5 秒後使肚子凸起，維持 3~5 秒後，緩慢吐氣 5~10 秒。

若是吸氣時，感覺肩膀抬高了，就是使用了胸式呼吸。宜從頭開始訓練起。

四、扁平足症候群

身邊是不是有些朋友或是長輩，起床後天天喊全身痠痛，或是稍稍站一下、走路逛街不久後，很快就腿痠、腰痠、脖子痠，跟你喊著要休息要按摩呢？

他們可能同時並存有駝背烏龜脖、骨盆前傾導致的腰痠，提醒他們矯正姿勢後馬上就疲累不堪，需要休息。說是疼痛也沒那麼嚴重，主要是痠為主，而且很容易疲勞。

通常他們都有所謂的「**柔軟性扁平足**」症候群，**也就是所謂的「地基不穩症」。**

足部的構造就跟大樓的地基一樣，要穩固地震才不會大樓倒塌。扁平足者，地基比較不穩定，因此大樓的高層就容易搖晃不穩定，甚至像「**比薩斜塔**」一樣變成了長期歪斜。

扁平足者，男生容易發展成外八步態，女生容易發展成內八步態。而且容易膝蓋過度後打，形成膝蓋後側的激痛點。

許多幼年就是扁平足者，成年發展成有足弓者很少。

有足弓者，都是練武奇才

在堡醫師看診經驗裡，同時間開始練習跑步者，有正常足弓的人，往往比同儕更不易有累積性運動傷害。

常常跑步班的人來看診時，他們會指著一起來的朋友說：明明我們練習項目和頻率都一樣，他怎麼都不會受傷？

我常說：「因為他足弓正常，所以比較不會受傷。」足弓正常者，天生配備良好的避震系統。可以將跑步的地面衝擊力適當吸收發散，

因此特別不會有「跑者膝、跑者腿、跑者踝」等等麻煩的問題。

根據堡醫師自己診間內統計，足弓正常者受傷率約只有扁平足的三分之一左右。說他們是練武奇才還真是沒錯。

小朋友的扁平足

小朋友若有嚴重扁平足，合併肌肉低張力的狀況，常常就會「上述姿勢不良全中槍」，這時即會有學齡的小朋友或青少年，被家長憂心忡忡地帶來看診。

父母普遍說：「我的小朋友都駝背，怎麼樣都挺不起來。」「小朋友走路內八，走路跑步容易跌倒」「他整天肚子都凸出來，跟他爸爸一樣很難看」「弟弟整天都歪一邊，是不是有脊椎側彎？」「小小年紀常喊肩膀痠痛，背部痠痛，可是他才十幾歲。」

其實這些小朋友進來後，我最關心的是腳！如果小朋友是扁平足，無可避免的他們身體根本挺不起來，一定是圓肩駝背，合併有骨盆前傾，肚子凸出來。

低張小朋友的表現

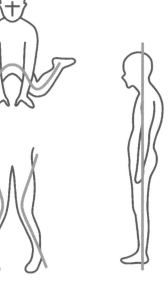

Q13. 改善疼痛的治療與 復健方法？

如果我有痠痛的問題，該怎麼辦呢？到了醫院或診所，醫師一開始最重要的是尋找有無「結構被破壞」的問題。

以下提供堡醫師的三個治療心法：

一、區域損傷優先於轉移疼痛

譬如：腳踝外側產生痛感，大部分是因腳踝外側的韌帶損傷所引起，其次才是外側小腿肌肉的轉移痛。安排治療時將以韌帶為優先，再來才是治療肌肉的激痛點轉移痛。

二、結構問題優先於功能問題

若有如肌腱、筋膜等軟組織受傷損壞，治療時首先要從已經受傷的組織結構著手，其次再將該結構修復得順手好用。一旦組織結構受到破壞，其功能性一定會受影響，如：感覺踝關節卡卡的，或是鬆鬆的，所以先把受傷的地方修好吧！

三、局部問題優先於整體問題

以小明的腳踝扭傷為例，整個治療安排將會優先治療腳踝韌帶，將周邊肌肉訓練好。其次尋找加重因子：評估是否因扁平足、足弓無力而導致關節容易扭傷？是否小腿肌束過於緊繃，如：運動後肌肉放鬆不足，導致骨骼錯位？

相較之下腳踝扭傷考量層面較為單純。

而歸屬於脊椎疼痛（腰椎、頸椎疼痛）類型的根本因子更加複雜，並且容易積累形成長期的慢性疼痛。

脖子痠痛，需先改善頸部肌肉緊繃以及上半身姿勢不良等局部問題，其次再檢查是否有因足部問題、骨盆歪斜、睡眠不足等因素造成的整體問題。

結構問題優先於功能問題

除了問診、身體檢查之外，還會使用儀器檢查：如 X 光、超音波、骨掃描、電腦斷層、核磁共振、神經傳導肌電圖、抽血檢查等，試著找出有沒有任何「結構被破壞」的蛛絲馬跡。

以下分別為儀器檢查的功用：

◉ X 光可以看有無骨裂骨折、骨頭移位脫臼。

◉ 超音波可以看韌帶、軟組織、肌肉撕裂傷、肌腱鈣化。

◉ 骨掃描可以看有無疲勞性骨折。

◉ 電腦斷層可看有無骨折及 3D 組合成骨骼的立體結構。

◉ 核磁共振可以看有無椎間盤突出、脊椎狹窄及關節、韌帶整體結構。

◉ 神經傳導肌電圖可以判斷有無周邊神經壓迫。

◉ 抽血檢查可以判斷有無風濕、自體免疫的問題。

相信一定有人經歷了上述全部的檢查，也看不出任何結構異常

的情形，大部分的醫師都只能對你聳肩搖頭說：「恭喜，檢查一切正常。你很健康。」

但事實上今天早上你依舊被疼痛感陪著起床，夜晚和著痠痛感一起入眠。

如果這是我的患者，這時候我會一邊慶幸一邊擔心。慶幸的是，你沒有東西壞掉；擔心麻煩的是源自功能性問題，身體肌肉失衡、長期姿勢不良而帶來的痠痛。有時候比身體結構問題更難解決，需要更多時間與功夫。

功能性問題有時候更棘手

什麼是「**功能性問題**」呢？簡單地說就是，雖然**東西沒壞，但不好用，或是用起來不順手**。無奈人體組織又不能說換就換只能將就用。

例如：扁平足、姿勢不良、骨盆前傾、圓肩駝背、低頭族的頸椎變直，激痛點、筋膜緊繃，韌帶鬆弛在現在的物理治療醫學之下皆屬於功能性問題。

功能性問題造成的疼痛，常是長時間所累積的肌肉不平衡、筋膜沾黏、肌肉代償等問題，要找出代償的肌肉並不簡單，大部分時間很花功夫且不一定找得到。

堡醫師印象中很深刻的案例，是一位約二十五歲很年輕的羽球教練，從小練羽球十幾年。最近發生嚴重的下背痛，劇烈的疼痛導致他無法下場比賽運動，甚至嚴重到無法站著教學生發球，請假扣薪也對生計造成了影響。

患者有時候住得遠，沒辦法常常回診，就要在一次的門診檢查中找出關鍵原因，其實對醫療人員的壓力也蠻大的。

「我因為這個問題，在其他地方做徒手治療半年了，一個星期一次，但都沒有明顯改善。」

於是我看了看 X 光片，看起來都蠻正常的，而他是一位運動選手也相當精壯，看起來沒有扁平足、骨盆前傾，也沒有核心肌群無力的狀況。

「很明顯的功能性問題，難！」我心想。

但我決定還是努力看看，於是請患者趴著幫他檢查有無特殊的筋膜或激痛點問題。檢查了一下，真的看不出有什麼奇特的問題點。於是我只好跟患者說：「你的問題真的很奇怪很不明顯，現在還沒什麼頭緒。考量你住的地方比較遠，或許可以嘗試一週一次的增生注射治療。」

到了第二週回診時，患者說：「好像只好了一天多，之後就漸漸恢復疼痛了。」此時我深吸一口氣，搖頭嘆氣想說沒招了，誠實跟患者表示上次應該沒找到真正有問題的地方，但患者還是很想繼續嘗試治療。

於是我請他趴在床上，準備進行第二次的增生治療。但就在備藥中時，我靈光一閃，幫他檢查了兩側的臀中肌，結果發現他右側臀中肌有許多潛藏的激痛點（latent trigger point）！

說時遲那時快，我腦中閃過「Bingo！」的字樣。這個人的問題，原來在右側臀中肌！！！我頓時輕快的問他：「你這塊肌肉，從來沒有人幫你處理過嗎？」

羽球教練說：「從來沒有耶！我也不知道那邊有問題，因為它從來沒有痛過！」

於是我針對他的右側臀中肌做增生注射治療，把他的臀中肌裡

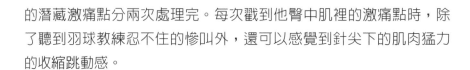

的潛藏激痛點分兩次處理完。每次戳到他臀中肌裡的激痛點時，除了聽到羽球教練忍不住的慘叫外，還可以感覺到針尖下的肌肉猛力的收縮跳動感。

他的臀中肌激痛點真的很密集，我一個下針處就可以刺到五到六個激痛點，算是一種另類的成就感。

「醫師我覺得我完全好了。可以不痛的感覺真是太神奇了。」

儀器治療

針對疼痛的治療方式，在臺灣受限於健保給付的問題，大部分的民眾會優先選擇儀器治療。堡醫師自己估計約有六成的疼痛問題可以藉由健保的儀器治療改善。健保治療的好處是民眾負擔低，但對於某些情況下只做健保治療效果就不是那麼好。換成堡醫師白話文就是：**簡單的問題，簡單復健就會好；複雜的問題，就需要更精密的治療才會好。**

但肌力不平衡造成的功能性疼痛，扁平足造成的痠痛問題，因姿勢不良、圓肩駝背造成的肩擠症候群；肌腱鈣化、以及筋膜不平衡造成的頸椎過直，核心肌力不足造成的下背痛，做健保治療改善均有限。 尤其是肌肉不夠力，必須要主動練肌肉比較有效。 筋膜不平衡，要先解除沾黏緊繃，再做矯正訓練比較有效。

而骨盆前傾是功能性問題居多，需要主動運動治療；肩頸痛的胸廓出口症，健保治療改善也有限。若是反覆腳踝扭傷是功能性問題，是平衡與本體感覺、肌力不平衡、韌帶鬆弛等問題，做健保治療改善仍然有限。

如果你進行了二週至三個月的儀器治療，但發現疼痛狀況改善不佳，很可能依然是有功能性的問題，需要針對失去的功能加以訓練肌力、改善姿勢等等。

從多年前就看到許多患者，甚至物理治療師在不停的抱怨一般復健診所只能做熱敷、電療，對某些較嚴重的患者只能達到緩解一下的效果，甚至有許多人是：「一拔掉電療，患處就開始疼痛。」「走到門口脖子就開始痠了！」「拉完腰只好了兩小時。」……。

再強調一次：一般受傷（60%）的患者使用一般復健治療就可以解決，不能健保解決的可轉至自費治療。因為不是每個人都可以負擔得起自費物理治療的價格，長期下來對於經濟沒那麼優渥的患者也是一種負擔。

生物力學

生物力學是不痠痛生活的基本，因為地基一旦有問題，身體其他地方很難倖免。生物力學是什麼呢？簡單說，就是骨架正不正，就是身體站立姿勢、走路姿勢、工作打電腦、彎腰做事的各種姿勢。

不要穿鞋底太軟的鞋子，因為太軟的鞋子會讓腳（地基）不穩定，造成身體其他肌肉筋膜要更出力才能維持平衡。長期而言對人體筋膜的健康不是個好選擇。

無論是扁平足，或是拇趾外翻、跨趾等情形都是足部生物力學出了問題。相當於站在一個不穩固的平面，因此身體容易痠痛產生激痛點。**矯正方式可分為矯正鞋墊、穿五指襪與運動訓練。**

鞋墊

客製化矯正鞋墊（Customized insole）

需要測量腳底，或是取模後製作。適合狀況較嚴重、腳型特殊，兩腳足弓不對稱，以一般鞋墊無法矯正者為主。客製化鞋墊也可視有無外八、內八、O型腿、X型腿於下方足墊做內外的加高調整，有部分矯正效果。

客製化鞋墊通常體積較大，且需放在較硬的運動鞋比較適合，加上測量與製作的時間，普遍為一天到二週。

配置型鞋墊（Premade insole）

部分人的足弓問題不嚴重，或是無法穿運動鞋上班，則會選擇配置型鞋墊。配置型鞋墊簡單測量即可，可分為全足型、四分之三型。有些人會覺得四分之三配置型鞋墊會跟鞋底產生高低介接面而穿不習慣，最好試穿後衡量可接受度再購買。

鞋墊在一開始使用時常會覺得不習慣、不舒服是正常的，需要一段適應期，可從每日一小時開始，再逐日延長半小時至一小時。客製化矯正鞋墊如穿的不舒服時可能也需要修改，宜與物理治療師或鞋墊配置人員多溝通需求。

部分配置型鞋墊甚至稱可放在拖鞋、高跟鞋裡幫助足弓支撐。若是特殊場合或上班場合不能穿運動鞋，也可考慮此種預製鞋墊。堡醫師也有看過高階的碳纖製鞋墊，主打的是輕薄有彈性，適合放在一般上班的鞋中。

◉ 訂製鞋墊及買鞋的選擇要點

1. 不要穿鞋底過軟的鞋子。

2. 訂做鞋墊完成後，再去買新的鞋子。

3. 本來新鞋子的鞋墊要拿起來，放進你訂做的鞋墊，舒適了再買。

4. 通常穿訂做鞋墊，要比原來的鞋子大 0.5 至 1 號。

5. 鞋面左右選比較硬的塑膠皮，或是硬的皮革，支撐性比較好。

透氣軟布的部分不要太多。

6. 前面楦頭不要太窄。

7. 後方足跟杯狀構造要硬一點，較不會足跟偏移。

8. 易扭腳踝者，可選高筒鞋。

9. 鞋墊為三足弓支撐，需漸漸適應。每日一小時開始。

平日上班使用、跑步運動、附生舟狀骨的鞋墊高度皆不同。訂製鞋墊需與鞋墊老師調整及諮詢。另也有足弓拖鞋可平常穿。

五指襪

一般的襪子因有向內拉扯的應力，長期穿下來易破壞足部的生物力學，讓身體筋膜由足部開始不舒服。特別是「拇趾外翻」的患者，**穿五指襪可以減緩拇趾外翻進展，舒緩足部及全身的不適。**

徒手治療、運動治療

遇過無數的患者，我建議他們要做徒手治療，他們第一個反應就是：「徒手治療是什麼？那我去按摩可以嗎？」

按摩是指局部放鬆，就是痛哪裡就按摩哪裡。一般狀況下效果也不差，但若是比較複雜的問題，或是有相對安全性考量，如有「神經壓迫」、「麻」，或有「關節沾黏」的問題時，按摩就不是那麼安全。

一時之間，在診間短短幾句很難完全說清楚。因此堡醫師歸納出徒手治療、運動治療與按摩的不同，有三個主要目標：**1. 訓練肌群、2. 姿勢調整、3. 居家運動。**

1. 訓練肌群：許多的痠痛問題，皆是由核心肌群無力，或是特

定肌肉不平衡有關。如果沒有自己的主動運動將很難改善。

2. **姿勢調整**：即使復健、運動之後，若是日常生活依舊姿勢不良、居家環境及工作環境依舊，痠痛問題將一再復發。

3. **居家運動**：徒手治療的目標是患者可以在家裡執行簡易的矯正訓練，每日居家訓練，有大問題時再就醫治療。

徒手治療有許多理論及手法，都各有專長。目前並無任何一套手法、理論可以適用於所有人。因此最後還是回到上述三點：訓練肌群、姿勢調整、居家運動，才是長久改善的方式。

震波治療

震波治療對肌肉激痛點、韌帶激痛點、肌腱激痛點等都有奇效。堡醫師簡單說，震波是「肌腱炎終結者」、「運動傷害剋星」。因為震波治療無傷口，且恢復快效果好。某些肌腱鈣化、足底筋膜炎於醫學文獻上是以震波治療的效果最顯著。

震波可分為擴散型與聚焦式震波。

聚焦式震波可以尋找到肌肉內的潛藏激痛點，甚至找出用手摸不出來的隱藏受傷處，因為只有受傷，或是激痛點處，使用震波才會有疼痛感，正常的組織接受震波後甚至一點感覺都沒有。

有些**太瘦、肌少症、特殊飲食習慣的患者，需要特別提醒在接受注射後營養補充的重要性**。做完此類治療（增生注射療法也是），他們會感覺患處更疼痛了。平常的人做完頂多痛一至兩天，這些患者會痛四至五天以上。

震波治療是針對患部進行微破壞後，再密集修復，如果自身的修復原料都不充足，那身體要搬哪裡的原料去修補呢？

震波治療完，青菜水果不可少，蛋白質、氨基酸、維生素 B、維生素 C、膠原蛋白皆是軟組織的基礎架構。在經過充足的營養補充之後，震波治療的效果皆提高許多。

雷射治療

雷射也可以止痛？沒錯喔。乍聽到的人可能會覺得很驚訝。雷射運用在牙科、醫美整形、皮膚科、外科手術已經許久。而目前許多復健科看到的屬於低能量雷射。低能量雷射因為有健保給付，許多骨科、復健科使用許久。但其缺點為：效果慢、不立即、施作時間須達十分鐘以上。

高能量雷射應用在疼痛治療上，其實獸醫們已經廣泛運用於動物的關節炎止痛。然而高能量雷射至今在人醫的骨科、復健科使用並不多，但想必會是以後的風潮。而近幾年已經有許多文獻開始測試高能量雷射運用在人的各種疼痛問題上。

雷射治療的原理：

◉ **光機械效應**：幫助組織再造，細胞骨架生成。

◉ **光熱效應**：促進血液循環，促進細胞同化作用。

◉ **光化學**：活化細胞功能、細胞酵素、細胞粒線體功能。

原理看起來很神奇，實際在患者身上使用的效果呢？

◉**2018 年醫學文獻測試**：高能量雷射 VS. 低能量雷射在治療足底筋膜炎上，高能量雷射減緩疼痛的效果、患者的功能程度、生活品質的改善程度較好。[13]

◉**2009 年的醫學文獻測試**：高能量雷射 VS. 超音波治療在肩膀

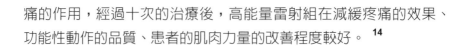

痛的作用，經過十次的治療後，高能量雷射組在減緩疼痛的效果、功能性動作的品質、患者的肌肉力量的改善程度較好。 [14]

◉**2015 年的醫學文獻測試**：高能量雷射 VS. 安慰劑在冰凍肩治療時，在第三週、第八週的疼痛指數有明顯下降。然而在第十二週時就兩組就沒有明顯差異。 [15]

那麼高能量雷射與震波治療的強項相比，足底筋膜炎的效果如何呢？

2018 年的醫學文獻測試：兩者在降低疼痛、足部功能、降低足底筋膜厚度（足底筋膜炎發作時，筋膜會增厚。若是厚度降低代表治療成功）的效果相當。[16]

堡醫師自己認為高能量雷射在**前側頸部痛**有奇效。頸部前側向來是超危險區域，內有頸部大動脈及超重要神經，因此沒人敢按摩，震波不能打，徒手治療效果有限。而雷射可以輕鬆有效放鬆該處的肌肉筋膜，實在很厲害。

因此，高能量雷射治療可能是下一個復健科治療的新趨勢：非侵入性治療、不打針不需吃藥、不若震波治療施做的時候該處會疼痛。（有許多患者聽到震波治療會疼痛就不想做了，或是聽到朋友說震波超級痛！）

高能量雷射治療可顯著降低疼痛指數及發炎，作用範圍更廣，並且所須治療時間較短。臺灣的復健科極需要更多治療經驗來優化

13.https://www.ncbi.n1m.nih.gov/pubmed/29627888

14.https://www.ncbi.n1m.nih.gov/pubmed/19482902

15.https://www.ncbi.n1m.nih.gov/pubmed/25770420

16.https://www.ncbi.n1m.nih.gov/pubmed/31453560

治療流程，更精準的預測治療效果。

乾針治療

復健科治療與中醫針灸使用的細針大體上相同，治療手法、想法理念則不同。

乾針先以手指定位激痛點，使用雙指固定激痛點後，再入針多方向針刺肌肉的硬束，目標是觸發出最多的肌肉彈跳反應為佳。使用的針可能為針灸圓針，或是注射針筒之斜面針也可。若使用注射針筒之斜面針常搭配增生治療之藥劑，使治療效果更加強長久。

尋找激痛點的方式：

A 先以食指定位激痛點，B 再以中指推回，C 兩指固定後，針刺激痛點。

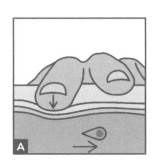
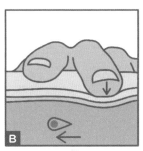
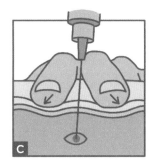

注射治療：包含增生治療、生長因子注射

增生治療

增生療法對於長期的疼痛、以及激痛點有很好的療效。

過往的注射治療，用類固醇注射。類固醇在急性疼痛、風濕類關節疼痛有奇效。但注射類固醇有以下缺點：肌腱脆化、軟骨再生

不良、表皮白化，長期注射有肝腎副作用等。

增生治療則無以上缺點。是引起受傷組織的再次微發炎，身體收到訊號後再加以重新修復。因為再次發炎，所以注射後會有輕微痠痛痠脹，屬於正常反應。

增生治療與震波治療類似，都歸屬於再生性治療。

一篇韓國之增生文獻[17]指出：平平都是激痛點，施打葡萄糖的止痛效果最持久。文獻針對激痛點，分別施打了 1.5% 葡萄糖、生理食鹽水、止痛麻藥，哪個效果比較好，比較持久呢？

一開始大家的疼痛指數 6.78（10 最痛，0 不痛），一週後成為：

5% 葡萄糖：2.39

生理食鹽水：3.85

止痛麻藥：4.05

以 5% 的葡萄糖增生溶液疼痛下降最多。

以壓力計測試三種注射的部位，5% 的葡萄糖注射之區域可忍痛之分數也較高（愈高表示愈可以忍耐疼痛）。

然而增生治療只是針對筋膜紊亂治療之開始，尚需要搭配復健，以正確方向的力量引導組織恢復排列順序，才能達到更有效的效果。因此注射後在適當時間內介入復健治療、運動訓練，讓組織可以藉此重新排列為正確的方向。

17.https://reur1.cc/20LmX4

運動的方向要順著肌肉組織纖維的原始排列方向做運動，引導組織修復成正確的排列。離心運動對於軟組織纖維的引導性較佳，一般復健的儀器治療也有幫助藥劑導入關節內的作用，如深層電療、熱敷、超音波等。

PRP 治療、凍晶療法

PRP（血小板血漿治療 Platelet-Rich-Plasma）其實也是增生治療項目中的其中一種，但因為受到許多運動明星加持——高爾夫選手老虎伍茲、籃球選手 Kobe Bryant、棒球選手陳偉殷——的名氣加持，因而成為了另一個獨立選項。

很多人會問：「葡萄糖注射跟 PRP 注射差在哪裡？」

堡醫師簡單的說：葡萄糖是增進人體血管循環後，「間接引入生長因子」。PRP 是「直接從血液離心出生長因子」。因此 PRP 效果必定大於葡萄糖。

然而相較於打什麼藥劑進入體內，正確診斷出問題在哪更為重要。

知道問題在哪總是最重要的。知道正確的「疼痛起源者 pain generator」再施以準確的治療，效果一定比使用高貴但是亂槍打鳥的藥劑效果要好。

凍晶療法：一次抽血，多次治療

對於身體上需要多處治療，多次治療者，PRP 需要每次治療前皆需抽血離心，並且當天內一定要施打回去。對於某些抽血恐懼症的患者來說，每次治療前都要抽血根本要了他們半條命。

並且 PRP 無法定量血小板及生長因子的數量。因此有凍晶治療

技術的出現。它不同於 PRP，只要抽一次血約捐血的量 250cc，送回實驗室，經 Gamma 射線消毒殺菌，並分離出乾粉狀的生長因子約十五至二十瓶，單瓶定量出十億個血小板生長因子。

乾粉狀的生長因子凍晶約可儲存三年的時間，施打時回溶生理食鹽水即可。後續處理較簡易，也不需像 PRP 製作流程複雜，適合需要多次治療者。

且以堡醫師的經驗，對於某些小地方的問題，PRP 較難處理。如肩關節、手肘關節、手指關節內的空間較小，6cc 的 PRP 注射後體積過大，會造成該部位關節腫脹難以吸收。患者會抱怨疼痛的狀況持續較久。此時採用 PLT 單瓶 1 到 2cc 較濃縮有效，痠痛時間較短（PLT 約二到三天，PRP 約五到七天）。

需長期且多次多點注射治療的患者可考慮凍晶療法。

細胞治療尚未成熟

臺灣衛生福利部於 107 年 9 月發布「特定醫療技術檢查檢驗醫療儀器施行或使用管理辦法」修正條文（簡稱：細胞治療特管辦法），共開放六項細胞治療技術。

與復健科較有關者為其中三項：

自體軟骨細胞移植用於膝關節軟骨缺損、自體骨髓間質幹細胞（bone marrow mesenchymal stem cell）移植於退化性關節炎及膝關節軟骨缺損、慢性缺血性腦中風、脊髓損傷。

自體脂肪幹細胞移植於退化性關節炎及膝關節軟骨缺損，然國內目前仍價格高昂，正規施行單位極少，市場尚未成熟。但細胞治療可能為下一個十年之痠痛治療新希望。

Q14. 營養會影響疼痛嗎？如何注意？

　　許多人其實並不太清楚，飲食肩負著長期慢性疼痛的重要角色，因與身體的慢性發炎狀況有關。

　　急性發炎像一場大火，吃止痛消炎藥就像滅火一樣快來快去。急性受傷、急性發炎過後，你甚至不會記得上個月受過的傷。

　　慢性發炎，它是延遲性、持續性且全身性的發炎，免疫細胞會一直不斷重複的招募、增殖、分化、遷移等，一直釋放細胞激素引起微發炎反應。吃止痛消炎藥不只沒有幫忙，反而使身體肝腎功能雪上加霜。

　　慢性發炎並不像急性發炎那樣的會讓你非常疼痛，但他會讓你**長期疲倦、身體不舒服、過敏流鼻水、皮膚癢**等，稱為「**非特異性症狀**」。慢性發炎的人易胖，而且代謝低下、每天沒精神，做什麼事都沒力、不開心、憂鬱。

　　2004 年美國《時代雜誌》的封面以聳動標題寫到〈祕密殺手！發炎反應與心臟病、癌症、阿茲海默症和其他疾病的驚人關連性！〉，指的就是慢性發炎。而至今也有許多科學研究已經證實了慢性發炎與許多疾病、老化、肥胖是有關的，且會間接導致心臟病、阿茲海默症、癌症等問題。

　　而慢性發炎的症狀與急性發炎來比通常較為輕微，所以不容易被察覺，但慢性發炎就如同身體的星星之火，若沒有滅掉將會繼續

延燒，最後可能引發全身更大的傷害。

認識慢性發炎

慢性發炎的警訊（特徵）：

- ⊚ 不明原因皮膚起紅疹或發癢

- ⊚ 經常打噴嚏、鼻子癢、鼻塞、氣喘、流鼻水、眼睛癢

- ⊚ 自體免疫疾病

- ⊚ 經常腹瀉

- ⊚ 慢性腸胃疼痛或不適

- ⊚ 多關節腫脹、疼痛或發炎

- ⊚ 手掌、手腕、腳踝或腳掌有慢性疼痛

- ⊚ 經常膀胱或泌尿道感染

- ⊚ 經常感覺到疲勞、頭痛或失眠

- ⊚ 腹部脂肪堆積

- ⊚ 體重過重或肥胖

慢性發炎容易罹患：

糖尿病、動脈硬化、中風、心血管疾病、憂鬱、記憶力減退、神經退化性疾病、各種癌症。B 型肝炎或 C 型肝炎帶原，容易有不明原因的細菌感染、病毒感染、黴菌感染。經常因為細菌感染而服用抗生素。

慢性發炎危險因子：

定期服用消炎止痛藥、喜歡吃甜食或含糖飲料，經常吃油炸食物、燒烤、速食。

慢性發炎產生影響的食物與習慣

對於慢性發炎，絕對有害的有：**糖、反式脂肪（Omega-6 加工植物油）、精緻碳水化合物、油炸類食物**。任何添加糖的飲料、可樂、蛋糕、甜點、糖果等，都會促進發炎，尤其是白砂糖、高果糖糖漿等，可以說是發炎反應的「啟動器」。

有許多研究證明：含糖飲料造成身體血液中的發炎指數 CRP [18] 上升，好的膽固醇下降，還會造成肥胖。

美國波士頓的布里罕婦女醫院住院醫師科索瓦（Ethan C. Kosova）針對 4,880 名三至十一歲孩童的飲食及健康調查進行研究，估計平均每天多攝取約 240cc 的含糖飲料，兒童的腰圍就增加 0.27 公分、C 反應蛋白指數增加 0.01mg/dL，好膽固醇減少 0.57mg/dL。這個相關性在九到十一歲的孩童身上最為顯著。

CRP 的上升常見於身體內部的感染，例如：感冒、肺炎等。若 CRP 指數偏高表示身體正處於發炎狀態。

糖類造成老化的原因，是因為其代謝最終產生了終端糖化產物（AGEs）。白話講就是「毒素」，學術講是「引起不良免疫的分子」。

這個東西一看就惡名昭彰，AGE 就是年齡，AGEs 就是使人器官老化、致病的因子。不只如此，皮膚常因為 AGEs 而暗淡黃化，

---

18. C 反應蛋白（英語：C-Reactive Protein，CRP），是由肝臟生成的血漿蛋白，主要被當作發炎的指標。

產生皺紋等。

糖會引起全身的發炎，甚至是身體的舊痠痛大爆發，堡醫師自己就有經驗！年輕時到泰國曼谷遊玩，因為天氣炎熱，所以一口氣點了兩大杯的星冰樂。上面還佈滿了甜的鮮奶油，吃起來極度過癮。

但享用完美食不久，頸部痠痛的舊疾在十分鐘內就開始大發作疼痛不已，讓我接著遊玩的心情都沒了，甚至過了兩三天後才漸漸緩解了下來。

糖→慢性發炎啓動→舊傷、慢性痠痛急性發作，這個反應竟如此的迅速！

精緻碳水化合物：

碳水化合物原本是三大營養素之一，但經過「精緻化」的碳水化合物，包括白麵粉、白土司白麵條，都是高升糖指數的精緻碳水化合物，攝取過量也會誘發發炎反應。

過多的 ω6 加工植物油：

一旦經由食物攝取過多的 ω6 脂肪酸，容易導致身體發炎，像一般的植物油（如：葵花油、沙拉油、葡萄籽油），就含有較多的ω6 脂肪酸。

麩質飲食：

過往國內的營養學家認為外國人較多有麩質過敏，然而據堡醫師的觀察，其實國人許多的慢性發炎與麩質有關。

首先來解釋一下麩質是什麼？

麩質（Gluten），又被稱為麩質蛋白、小麥麩質、麵筋、麥膠、

小麥蛋白質等，是存在於**麥類（小麥、大麥、黑麥、北非小米以及部分燕麥）中的蛋白質。**

　　日常生活中常見含有麥麩的食物包括：義大利麵、披薩、啤酒、燕麥、起司、三明治等，甚至不少醬料、蛋糕、麵包、餅乾與蛋糕等精緻食物中，也有麩質的存在。

　　最重要的是：國人很愛吃的麵包、白麵條，裡面就含有豐富的麩質。

　　一般蛋白質攝取到身體後，會分解成小的氨基酸再被身體所吸收。身體在分解麩質蛋白時，因為演化過程中沒有完全分解麩質的酵素，因此會形成多個氨基酸連成的多肽鏈分子。

　　許多人對此多肽鏈分子產生過敏反應：**長期腹瀉、皮膚癢、濕疹、喉嚨腫脹或者是偶爾的脹氣、軟便。**

　　過敏反應就是慢性發炎。而針對過敏的方法，最好的方式就是避免接觸過敏原，而當過敏症狀相當嚴重時，再考慮服用抗過敏的藥物，如：抗組織胺。

　　除此之外，若是發炎反應往腦部延伸，將有可能引發憂鬱症和躁鬱症、失智症等問題，甚至與性功能障礙也有關。長期食物過敏使得腦部發炎造成一系列功能障礙。

　　發炎反應向腦部蔓延以後，將引發失智症等腦部病變。營養神經學家大衛 H 珀爾馬特（david h. perlmutter）博士在著作《Grain Brain: The Surprising Truth about Wheat, Carbs, and Sugar — Your Brain's Silent Killers》中指出，只要控制飲食中的麩質含量，避開相關加工品，就能改善癲癇、憂鬱症、躁鬱症、思覺失調等精神性疾病。

　　而一直令科學家和醫學界困擾的兒童腦部疾病包括過動症、妥

含麩質食物	無麩質食物
1. 小麥、大麥、黑麥 2. 麵包 3. 用麵包糠和麵筋做出的食物：炸物、肉丸、薄餅 4. 餅乾、鬆餅、蛋糕、義大利麵粉等 5. 麥芽飲料：麥芽豆奶、啤酒	1. 稻米、玉米、小米、紫米、馬鈴薯、藜麥、蕎麥、大豆、薏仁 2. 標示「不含麩質」的麵粉製品 3. 蔬菜水果 4. 肉類、海產類及蛋類 5. 鮮奶、起司、奶酪、優酪乳、冰淇淋 6. 植物油、荣籽油、堅果

瑞氏症和自閉症，其實也與麩質飲食引起的過敏反應有相關。部分兒童可藉降低麩質飲食來緩和病情。

像是堡醫師就屬於在食用麵包、大量的麵條後，就會產生脹氣、皮膚發癢、精神差等慢性發炎的現象，甚至因為皮膚的搔癢影響到睡眠，造成惡性循環。

觀察到自己有這個現象後，就盡量避免吃麵包、麵條類的食物，脹氣、搔癢不舒服的現象就漸漸減少了。小麥類製品、麩質真真確確對身體造成了慢性發炎的影響！

油炸類食物：

高溫油炸類食物，吸附的油脂不但超多，而且這些炸油經過高溫後，極不穩定，容易酸敗，更會造成身體發炎、發胖。

反式脂肪食物：

反式脂肪，堡醫師私下將其戲稱為「反噬健康」的脂肪，這種

人造氫化油可以說是惡名昭彰，易造成動脈硬化，增加心血管疾病風險。

什麼東西含有反式脂肪？植物牛油、人造奶油、雪糕、奶昔、蛋糕、麵包、餅乾、蛋塔、薯片、非乳製奶精、炸雞以及幾乎所有的市售油炸食物、pizza 披薩都有反式脂肪的蹤跡。

高溫燒烤食物：

肉類等食物經過高溫燒烤後，會產生多環芳香烴（PAH）、異環胺（HCA）、丙烯醯胺（AA），以及終端糖化產物（AGEs）等致癌又促老的物質，不但易導致身體慢性發炎，也是造成肥胖的主要因素。

酒精：

酒精熱量高，每克可產生七大卡，喝多了，導致腹部肥胖不容易消除。再者代謝酒精容易使肝臟發炎，也會形成脂肪肝。

熬夜：

長期熬夜會增加胃部的饑餓素以及腎上腺素分泌，並且降低脂肪的瘦素以及腦部血清素分泌，因而增加身體發炎激素。

久坐：

久坐不動的電腦族或是沙發馬鈴薯們，因身體活動量減少，降低消耗熱量外，體內各處的微循環也降低，導致血管易發炎，全身容易堆積脂肪。

吸菸：

吸菸會讓身體產生過量自由基以及發炎物質。而且抽菸者痿

痛較不容易好，癒合時間也比一般人慢上許多，甚至「骨折不癒合 Bone non-union」。

堡醫師有許多經驗：一般人骨折後三個月幾乎都會骨癒合，X光下可觀察到許多小骨垢生長出來幫助穩定骨折處，**抽菸者幾乎不長小骨垢**。

痠痛挫傷者，若有吸菸習慣，痠痛也會延遲修復。估計與血液循環較差、身體慢性發炎有關。

因此積極治療前先戒菸吧！

痠痛的營養補充與注意事項

減少糖的攝取、精緻過的食物、冰的飲料。糖會引起壞的發炎狀況，使身體疼痛閾值降低（容易感到痛），並使修復狀況變差。

精緻食物、麩質過敏使你身體慢性發炎。

痠痛的產生與下列營養缺乏有關，慢性痠痛者，須多補充結締組織成分，多喝水，組織才能適當修復。

Vitamin C	抗氧化、幫助膠原蛋白生成、減少軟骨磨損、幫助胺基酸水解
Vitamin D	抗發炎、減少疼痛、調節免疫功能、形成肌腱成分
Vitamin B	神經之傳達物質、保護神經
Amino Acid complex	胺基酸是肌腱軟組織主要成分之一
Magnesium	肌腱軟組織成分之一、抗發炎、刺激軟骨生
Vitamin A	成、幫助睡眠
Zinc	活化軟骨細胞、肌腱軟組織成分之一
Co-Q10	抗氧化物、幫助免疫
Glucosamine	軟骨成分、關節潤滑作用、抗發炎
Curcumin 薑黃	抗發炎、降低神經痛、穩定膠原蛋白
Reservatrol 白藜蘆醇	抗氧化
Vitamin E	抗氧化
Copper	軟組織鏈結成分之一
Omega 3 fatty acid	減少發炎前驅物、增加血清素、多巴胺（降低痛感）

Q15. 運動可以改善疼痛嗎？

　　說到運動，「去公園走一走，散步兼運動」或者「每天例行的大量家務勞動，例如掃地、拖地、洗衣、煮飯」，以上能不能算運動呢？

　　有些已經培養運動習慣的人可能會說：「我每天都慢跑十公里當作運動。」

　　有上健身房的年輕人則說：「我每天都上健身房，坐二頭肌彎舉、推舉，鍛鍊肩部肌群、胸部、後背肌群。」

　　專業健身者則說：「我有做深蹲、硬舉、臥推，每天都有訓練到全身的大肌群。」

　　喜歡上有氧舞蹈課程的人則說：「我都去健身房上拳擊有氧、瑜珈、飛輪等課程。」

　　以上除了掃地、拖地等家事屬於**勞動不算運動**之外，其他朋友所做的這些都是運動。運動是建構在提高心跳率、提高身體代謝率的範圍內。

　　若是**提到運動**，專業的醫師或是專業的教練，**第一個提到的就是「強度」，第二個則是「時間」**。勞動不是運動，因為勞動幾乎沒有「運動強度」的因素。

運動是良藥

　　各種關於飲食、藥物、治療的文獻和資料不斷更新，甚至推翻

自己先前的理論，但運動對身心健康這件事則從來沒有錯過。

美國運動醫學會更建議：**一個人維持健康最基礎的運動量是中等強度、每週五次、一次三十分鐘**。運動除了可以降低體重、增加專注力，改善健康狀況之外，對於疼痛也是有很大的幫助。

有運動習慣的人，較不容易出現痠痛現象，特別是全身的廣泛性痠痛！從醫學的觀點來分析，有以下幾個原因：

1. 運動降低全身的發炎，調節免疫功能。

運動增加身體的代謝，讓發炎物質可以藉由新陳代謝而排出體外。更進一步地說：運動能調節身體的發炎反應。

許多風濕性疾病、免疫性疾病的造成原因，是身體的發炎因子失調，導致自體的免疫細胞（T細胞、B細胞、NK細胞）攻擊身體內其他的健康細胞，進而造成關節炎、關節積水、水腫、皮膚癢、流鼻涕、紅疹、打噴嚏、容易頭暈等。運動調節免疫系統，避免過度反應。

而某些人容易感冒、疲倦、頭暈、流鼻水、思考變慢等，則是免疫力低下的特徵。有運動的人，在面對外來病毒、細菌入侵時，症狀較少，恢復更快！

2. 運動可以提高身體的疼痛閾值，調節神經系統。

有持續運動習慣的人，在接受同樣程度的刺激或是受傷之下，疼痛狀況比較不明顯，疼痛指數比較低。那是因為運動全面性的調高神經系統對疼痛的忍受度。

激痛點的疼痛也是。沒有運動的人，他的潛在激痛點，容易變成活躍激痛點；活躍激痛點，則容易變成超級激痛點，主動發出擴

散式的疼痛。導致明明是同樣的工作強度、運動強度，沒運動習慣的人身體耐受性就是比別人低，更容易疼痛，更不易完成工作任務、運動項目。

每個人可以承受的疲勞，工作量、運動量、壓力就像水杯一樣。而休息就像杯子下面的漏斗，隨著適度休息，疲勞會降低。若是疲勞，工作量、運動量、壓力太多，超過杯子的限制而滿溢出來，就會造成激痛點的疼痛。

運動不只可以增大杯子的容量，還可以增加漏斗的管徑。因此你不只可以運動更多，承受更多壓力，而且恢復速度更快。

3. 運動增加身體血液循環，減少疲勞及疼痛。

曾經有一位約五十歲左右，穿襯衫、西裝長褲的端莊有禮的上班男性來看診，詢問我：

「醫師，我左邊大腿跟膝蓋最近會感覺疼痛。因為搬家，我已經兩個星期沒去跑步，沒想到大腿竟然不由自主的開始疼痛了起來。這是跑者膝嗎？」他因為下個月要去德國柏林參加海外全馬比賽，所以前幾個月都加緊練習，誰知道有練跑時沒感覺，突然休息一陣子卻反而讓膝蓋感覺不舒服，讓他的第一次海外馬增添了緊張。

我檢查後，發現他膝蓋並無明顯發炎現象，即使大腿外側肌肉有些潛伏的激痛點，但並沒有形成主動激痛點。局部按壓肌肉後，是輕微的痠痛緊繃感但不嚴重，因此這不是典型的跑者膝運動傷害。

「你這是短暫停止運動後，造成的血液循環降低的情形，所以會有輕微的肌肉僵硬伴隨疼痛出現，只要多伸展按摩就能緩解。請多放心，這不是運動傷害，只要恢復運動應該就會好了。」

堡醫師用運動咖朋友常講的白話文就是：「最近練太少，繼續

練就會好。」不過當然要確定真的不是運動傷害才能這樣講。

4. 運動改造大腦，增加專注力。

運動能刺激腦部，提供能量、熱情和動機，還能調節腦內神經傳導物質，改變我們既定的自我概念，穩定情緒，增進學習力。運動還能排解焦慮、憂鬱、過動、成癮、經前症候群等困擾，還能減緩老化、預防阿茲海默症！

有氧運動可以提高神經傳導物質[19]的數量，製造新生血管以輸送生長因子，還可以促進新細胞生成。

對於兒童的專注力不足與過動症，保持持續且規律的運動將有助於減少服藥的劑量與頻率。而複雜的技巧性運動，更有助於腦部神經突觸的建立與連結，強化及拓展神經網路，將以上所提及的所有的優點全部囊括其中。

19.腦神經滋養物質 BDNF 腦神經修復的關鍵、認知功能，血清素 seratonin 憂鬱症、正腎上腺素 NE 振奮精神並增進情緒、專注力多巴銨 Dopamin 帕金森氏症、專注力。

長輩的「非特異性疼痛」

診間內有許多長輩患者，可能因為長期肩頸痠痛、腰痠背痛的情形，而到診間求診復健。我除了開復健處方外，還會請他們多運動多出去走一走。

快走、散步等輕鬆的有氧運動，雖然不是一種特別性的矯正運動，對於核心無力、姿勢不良改善有限，但對於長輩的「非特異性疼痛」卻有奇效。

長輩的非特異性疼痛，通常與血液循環、心情、內分泌，甚至與失去生活重心、難解的家庭、經濟甚至婆媳問題有關。此時鼓勵他們多出去運動，像是爬山、跳舞、游泳、快走、接觸不同環境等，不只對他們身心健康、社交心情，對於壓力的轉移抒發以及疼痛的緩解也是有大幫助。

運動是天然的「循利寧」[20]，可以改善周邊血液循環，讓身體痠痛的代謝廢物容易排除。適當的運動也是一種天然的止痛劑。

20.主成份為銀杏萃取物，能夠輔助改善末梢微細血管的血液流變特性和流動速率等，供應充足的血氧和必須的能量物質給組織器官的細胞，幫助組織器官的生理功能得以正常運作。

Q16. 睡眠會影響疼痛嗎？
如何改善？

一個人若是睡不好，那他對抗好痛痛大魔王的過程必定會失敗。睡不著，自然就會壓力大，交感神經失調。然後你就更睡不著了。

充足的睡眠六到八小時，可以讓大腦好好休息，恢復神經傳導物質，降低身體的壓力，因此可以改善疼痛激痛點的狀況。由於引發睡眠問題的原因實在太多種，可能是精神問題、內分泌問題、呼吸問題、心臟問題、泌尿問題、體力問題等等，所以沒有一個科別能夠完整涵蓋。

如果真的找不到任何身體的原因，但我就是睡不著，而且超過一個月的時間，這時我們就稱為：**原發性失眠，或是精神生理性失眠。**

一說到失眠，成人可能會想說：吃安眠藥不就好了？其實失眠最重要的不是先吃安眠藥，而是注意：**有哪些事物會影響你的睡眠？** 環境、習慣、心理、運動等因素。像很多人喜歡躺在床上想事情，然後就睡不著了。或是床上放了很多雜物，讓身體不能自由翻身，就容易失眠了。

長期失眠，必然會使得全身痠痛。而且此時吃藥、復健、按摩等做什麼都不會改善。人一旦睡得好，所有的激痛點活性都會降低。

關於失眠

失眠又可以分成：

1. 入睡困難型

躺在床上，翻一兩個小時才能睡著。

2. 睡眠維持困難型

睡到一半易醒來，醒來後就很難再睡著。例如：服用使蒂諾斯（Stilnox）安眠藥的患者，常會藥效四小時過了就會突然醒來，再也睡不著。

在這裡簡單提出失眠的自我處理，最重要的是睡眠清潔 sleep hygiene：

1. 降低午睡

白天的時候盡量不要睡超過三十分鐘，如果你有失眠症狀，白天撐住盡量不要睡，這樣晚上才會睡得著。

2. 愈靠近睡眠時間愈要避免咖啡因和尼古丁的攝取

酒精雖可幫助入眠，但也會讓睡眠品質變差。我自己晚上六點後絕不喝咖啡，因為我知道一定會影響睡眠。

睡前喝酒有幾種情況：

1. 微量

男性約一到二罐啤酒，會讓身體、心情放鬆，使「入睡困難型」者較好睡覺，但會降低熟睡期，會覺得睡一樣的時間但根本睡不飽。

2. 輕量

若是再增加約一倍的酒精劑量，腦袋反而會變得警醒，這時不只會入睡困難，也會很容易睡到一半醒來。

3. 大量

若是繼續喝，就變得昏昏沈沈，酒醉容易睡著，但深層睡眠會減少許多，其實根本沒睡飽。

4. 適度運動可以幫助睡眠

據統計，有固定運動習慣者，睡眠品質會比沒運動者好很多。久坐族起來多運動吧！

5. 睡前避免刺激性食物

也不要吃容易脹氣的食物。

6. 白天適當的暴露在自然光當中，調節日夜週期、生理時鐘。

曬到陽光，人體會自然調節褪黑激素，因此較好睡著。

7. 調整睡眠環境，避免噪音、避免光刺激、讓溫度舒適。

適當的濕度約 65 到 70%，通常會比較容易入睡，有些人有白噪音 [21] 時，也較容易入睡。

8. 睡不著時不要一直躺在床上，可以起來做一些讓自己舒緩的事直到想睡。

若躺了 30 分鐘時還無法入睡，此時應該起床花 10 到 15 分鐘，做一點可以放鬆心情的事情再回去睡。

失眠原因很複雜又很困擾，複雜的程度不下於疼痛問題。若真

的有睡眠問題造成痠痛，可先去身心科醫師診斷治療後，再到復健科處理其他痠痛。

21.白噪音是一種「嗡嗡嗡」的規律聲音，在美國，許多人都會利用它來幫助睡眠。

CHAP 3

各部位疼痛的
成因與治療

激痛點圖譜使用說明：

· X 點：表示激痛點位置

· 深色區域：最常見轉移區域

· 淺色區域：可能會轉移區域

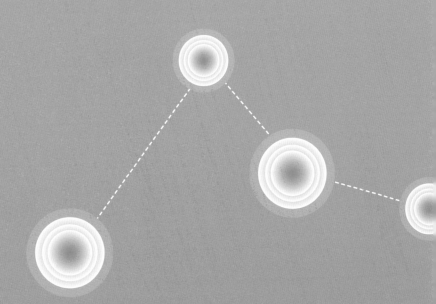

1. 頭頸痛

頭痛最常見的原因，其實不是偏頭痛、也不是叢集性頭痛。**頸因性頭痛才是頭痛最常見的原因。許多的壓力型頭痛根本原因就是頸椎退化。**

所以你頭痛時，第一個要想到是頸椎的問題。

因為人體這奇妙的機制，使得許多民眾頭痛第一時間想找的醫師是：神經內科、神經外科。他們懷疑自己是不是腦中長腫瘤？或是中風了？腦血管阻塞造成頭痛？

神經內科醫師為了病患安全，往往還是會安排很多檢查項目：腦波、頸部超音波、腦部核磁共振、腦部電腦斷層等等，做出來往往都是：**你的檢查報告一切正常。**不是我們腦神經內科的事。

那麼患者可能會被轉至神經外科。神經外科醫師也很無辜：病人一切好好的，要開什麼刀？

也可能會被轉至骨科。骨科醫師安排 X 光檢查，發現患者的頸椎也好好的，沒有骨刺也沒有椎間盤壓迫，除了頸椎曲度有點直以外，其他正常。

其實這一切的頭痛都是「頸因性頭痛」造成的——頸椎後面、頭枕部下面的激痛點，會將疼痛傳遞至遠方，也就是頭部的地方。

枕下肌

　　最有名的激痛點是枕下肌激痛點，也就是中醫所謂的「風池穴」的區域。它的疼痛往往會傳遞至耳朵上緣。感冒時常引起耳朵緊繃感，常是風池穴緊繃造成的。

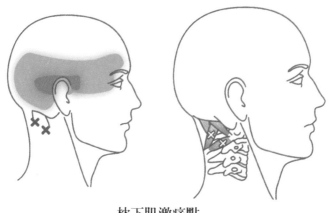

枕下肌激痛點

胸鎖乳突肌

　　胸鎖乳突肌是頸部前側最粗最大條最重要的肌肉，負責頭部的旋轉與直立。他的激痛點轉移痛會造成眼眶周圍痛。有時候患者會覺得是眼睛的問題，跑去眼科檢查結果一切正常，或是懷疑鼻竇炎而跑去耳鼻喉科檢查。

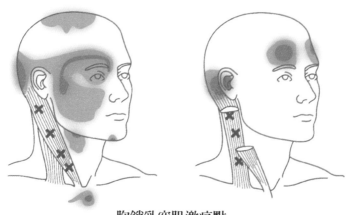

胸鎖乳突肌激痛點

額肌

會造成前額眼、眉毛處的疼痛。找眼科醫師時他們也會非常的頭痛，因為不是眼科醫師的問題。其實是頸椎肌肉出了問題。

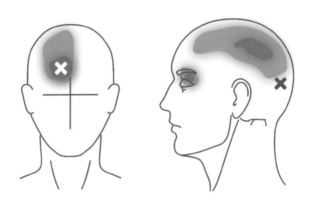

額肌激痛點

頭夾肌

頭頂正上方的天靈蓋痛，更是神經內科的常客，神經內科醫師看了也是很無奈。但其實是頭夾肌造成的激痛點反應，將頸部後方肌肉放鬆，就會改善了。

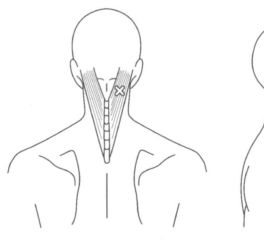
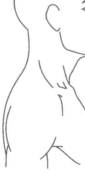

頭夾肌激痛點

頸夾肌

　　會造成眼睛後面的疼痛，眼科醫師同樣也會非常的頭痛，因為根本不是眼科醫師的問題。其實是頸椎肌肉出了問題。

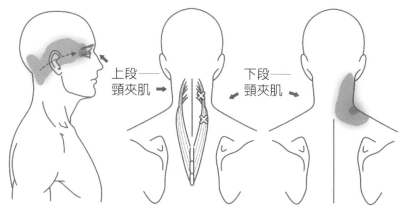

上段——
頸夾肌

下段——
頸夾肌

頸夾肌激痛點

頭半棘肌

　　會造成太陽穴的地方疼痛。許多患者會當成偏頭痛，其實是頸椎肌肉出了問題。

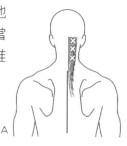

A

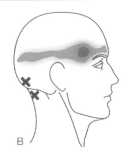

B

上段——頭半棘肌

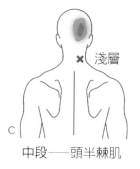

C

中段——頭半棘肌

頭半棘肌激痛點

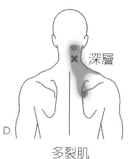

D

淺層

深層

多裂肌

顳顎肌

　　會造成上排牙齒痛，或是顳顎關節卡住不順的現象。此時牙科醫師會認為牙齒檢查一切正常，換成牙科醫師頭很痛。顳肌會引起頭痛、牙齒痛等症狀，鼻竇炎患者常發生顳肌激痛點。顳顎關節疼痛者常見有嚼肌激痛點。

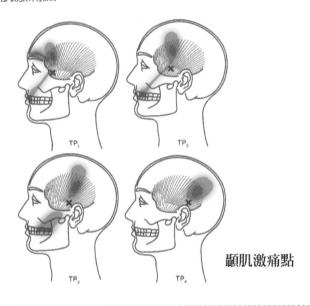

顳肌激痛點

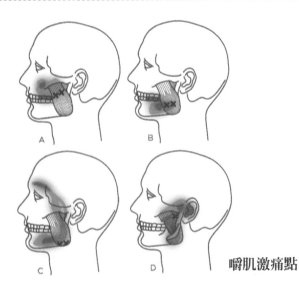

嚼肌激痛點

　　頸部對於人體非常的重要。頸部的小肌肉激痛點，不只會造成頭痛、牙痛、眼睛痛等嚴重的症狀。且頸椎前側有許多自律神經伴隨，如果激痛點發炎或緊繃時，就會造成自律神經失調的許多神奇症狀。

　　長期姿勢不良、長期低頭頭前傾、車禍的甩鞭症候群（甩到脖子），易影響頸部的交感神經鏈（稱為鏈，是因為它是一長條的神經伴隨有珠珠狀的神經節，像項鍊一樣）。

　　影響到交感神經者，又稱為巴劉式症候群。是因**頸椎不穩定而刺激到交感神經鏈，產生噁心、頭暈、頭痛、眼耳鼻刺痛、注意力無法集中**等狀況。

　　症狀輕微者可以先休息、復健治療、徒手調整。稍嚴重者接受增生治療，穩定脊椎關節，消除頸椎的激痛點。甚至很嚴重需至疼痛科接受頸部星狀神經節阻斷術處理。

　　頸椎問題其實很容易造成混淆，因為症狀千奇百怪！

　　有些人會說：我容易「自律神經失調」、「容易緊張」，或是「容易流汗、流淚、腸胃蠕動不佳、或是皮膚容易起雞皮疙瘩」「大小便怪怪的」「容易胃痛」「常感冒、頭痛感覺、喉嚨有異物感怪怪的」等等。

　　聽到這些，醫師往往都皺起眉頭嘆氣，然後跟你說難解決！因為這些通常被歸類為「非典型症狀」，也就是標準的「不知道要看哪一科」的症頭，這通常都是「交感神經＝自律神經」受到了影響！

　　激痛點造成的肌肉緊繃，常常會壓迫到體內的自律神經，讓你有一些「莫名其妙的症頭」。因此，多伸展，做瑜伽、訓練核心肌群等，注重身心的放鬆與保養，可以緩解這些「自律神經失調」症候群！

頭痛分三大類

　　神經內科一般將頭痛分成三類：偏頭痛、緊縮型頭痛、叢發性頭痛。一般人頭痛九成是緊縮型頭痛，剩下的偏頭痛、叢發性頭痛皆需要神經內科長期藥物控制。

　　頸因性頭痛與神經內科的緊縮型頭痛相當類似，又稱爲肌肉收縮性頭痛，也叫做壓力型頭痛（Tension headache）。

　　緊縮型頭痛一般是兩側性，鈍鈍的，深部或帶狀式的頭痛。它的嚴重程度比偏頭痛輕，不會因身體活動而加重。爲什麼引起緊縮型頭痛？目前較爲醫師接受的解釋是因爲焦慮、壓力而導致肌肉收縮，進而引起血管收縮，造成疼痛性缺血，合併發炎，造成頭痛。和心理因素無關。

　　又有一些研究指出緊縮型頭痛之疼痛根源可能在中樞神經。緊縮型頭痛的治療包括使用止痛劑，肌肉鬆弛劑、抗鬱劑、生理回饋、學習放鬆技巧、肌肉誘發點注射，運動和改變環境等等，然而不是每個病人都能治療的好。

　　偏頭痛約占6%，常見於三十歲左右的女性，發作的男女比爲1:3。特徵是單側的搏動性疼痛伴隨噁心及嘔吐，避免吃起司、巧克力等。需至神經內科就診。

　　叢發性頭痛更少，約占3%，常見於年輕男性。特徵是單側眼眶周圍的爆發性頭痛常伴有流淚、鼻塞等症狀，常於睡眠中發生。頭痛強度厲害。

2. 肩頸部痛

　　頸椎小面關節轉移痛，也就是疼痛節（dynatome）。從疼痛節的轉移痛地圖看來，肩膀疼痛與中段頸椎小面關節脫離不了關係。許多上臂疼痛，許多下段頸椎的小面關節造成。甚至肩胛骨內的疼痛（距離非常遠），也是頸椎關節的問題。

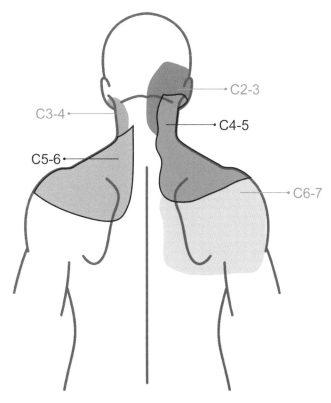

C2-3

C3-4

C4-5

C5-6

C6-7

頸椎小面關節疼痛區域

皮節轉移痛，表示脊椎感覺神經根壓迫（dermatome）。

如同頸椎肌肉出了問題會導致頭痛，上背、肩膀肌肉出了問題，也會導致頸椎痛！最常導致脖子、頸椎痛的，是聳肩、脖子前傾造成的。肩頸僵硬，超級激痛點是上斜方肌與提肩胛肌。

如果你肩頸痛、肩胛骨痛有合併頸椎轉動卡卡的，很有可能也有頸椎小面關節的問題。很多時候，醫師會徒手檢查你的頸椎關節是不是也有局部疼痛點，來確認你的疼痛是不是有小面關節損傷的成分。

堡醫師 疼.痛.小.教.室

頸椎脊突旁小肌肉：會造成頸椎正中心點周圍的痛。患者會**以為是「骨頭痛」**，但其實大多數都是脊椎旁肌的激痛點。

上斜方肌

　　有些患者有肥厚的水牛肩，常常是長年的聳肩造成。可能是習慣不良、易緊張（緊張的時候，人會自然的聳肩）、打電腦姿勢不良、服務業長期拿重物，手懸空等因素。上斜方肌的激痛點，會導致脖子整個很僵硬，甚至轉動時有許多喀拉聲。要徹底改善，除了積極放鬆、拉筋按摩外，改善工作環境是最重要的。

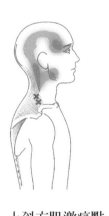
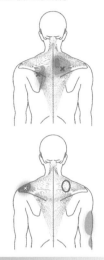
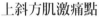

上斜方肌激痛點

提肩胛肌

　　提肩胛肌的激痛點，會導致肩頸完全無法放鬆。肩胛骨提高、位置不良等。這也是「不求人」最容易搥背搥到的地方，常見非常痠痛，是個「超級激痛點」。

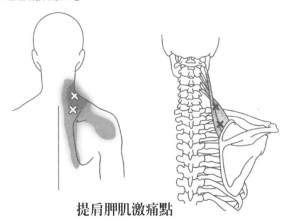

提肩胛肌激痛點

膏肓痛 = 菱形肌、後上鋸肌

中醫有所謂的「病入膏肓，神仙難救之說」。

病入膏肓釋意：意指病已危重到了無法救治的地步。

膏肓：古以膏為心尖脂肪，肓為心臟與膈膜之間，膏肓之間是藥力不到之處。

現代醫學看來，膏肓痛依然不是兩三下就可以解決，但花點時間心力還是可以得到很大的改善。

新聞上常見：膏肓痛而去針灸，造成氣胸的後遺症。因為膏肓的肌肉很小很薄，若是針灸太深入，是有扎到肺臟造成氣胸的可能。

因此進行膏肓此處的侵入性治療，要非常的小心安全。

以解剖位置學來說，膏肓痛是指兩側肩胛骨與胸椎之間的位置。

1. **菱形肌**：負責穩定肩胛骨、胸椎之間的穩定性。若是你有頸椎骨刺、圓肩駝背、姿勢不良等問題，菱形肌就容易形成激痛點。

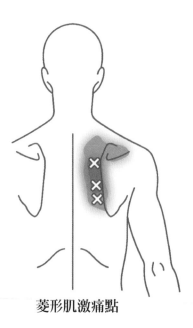

菱形肌激痛點

2. **後上鋸肌 SPS**：比菱形肌更深層，是上背最深層的肌肉。將
右手放到左側肩膀，可以在肩頰骨內側摸到後上鋸肌的激痛
點。

若是形成超級激痛點，疼痛甚至會傳遞到上臂外側、小指背側
的區域。會與頸椎退化造成的酸痛搞混。從這個肌肉可以看出，**肌
肉越愈深層，他的激痛點轉移就會愈遙遠**。菱形肌只會在局部造成
激痛點，後上鋸肌最遠可以傳遞到手腕、小指區域。

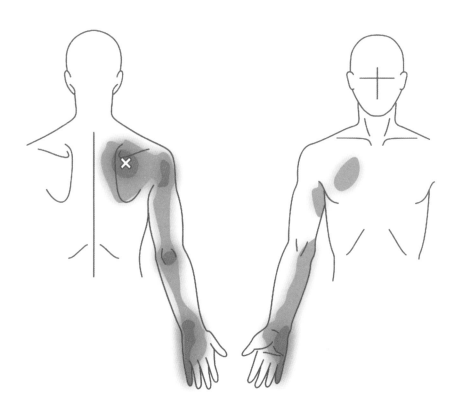

後上鋸肌激痛點

斜角肌

斜角肌會引起著名的：胸廓出口症。

斜角肌是個非常難放鬆的肌肉，因此患者常常到處尋醫三、四年還找不到可以解決的醫療人員。頸部前側要按摩放鬆一定要非常小心[22]，要找專業的醫療人員進行治療。對於按摩難以放鬆的頸部前側，或許高能量雷射治療是個好的方法。

治療要點：改善駝背姿勢、不要烏龜脖、減少胸式呼吸。

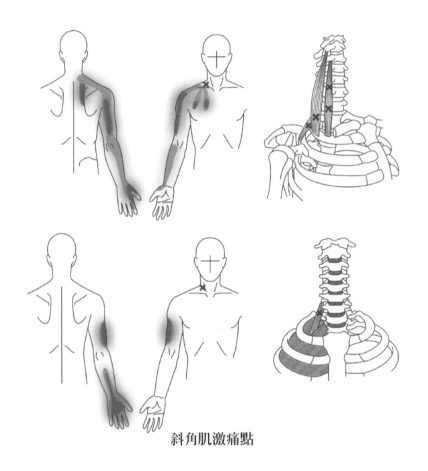

斜角肌激痛點

22.如果你是血栓的高風險者，或是超音波檢查頸部血管內有血栓形成，最好連按摩都不要進行。

3. 肩膀痛

肩痛、頸痛本一家！肩痛、頸痛本一家！肩痛、頸痛本一家！

記得，肩膀痛，有很大的機率來自於頸椎的轉移痛。因此針對肩膀治療若不順利時，一定要優先考慮是不是頸部的轉移痛。且頸椎姿勢不良，**圓肩駝背若再加上需要常把手抬高、打球手抬高、重訓練肩膀時，容易造成肩膀旋轉肌的肌腱磨損，稱為：肩夾擠症候群。**

肩膀是人體自由度最高的關節，相對而言會較不穩定。而肩膀只靠四條小小的旋轉肌幫助固定，一旦嚴重受傷，因為難以完全休息加上肌腱血液循環差，因此修復期皆會拉的較長。就算是簡單的滑液囊發炎常常**需要停止運動一個月左右才會恢復**。而且肩關節是全身最容易沾黏的關節。五十肩沾黏不說，拉傷太久放著不動就會沾黏，肩膀手術後也極易沾黏。

若是更深層的肩關節唇撕裂（常見於棒球選手），就算接受注射加上復健運動，有可能還是恢復不理想時，需考慮是否手術治療。

五十肩是個獨特的疾病，發生於五十歲上下。會有大於三到四個關節角度同時減少（往前、側邊、外轉投降、內轉摸背）。若放置不管它約一到二年會漸漸恢復關節角度。少數五十肩無復健者，會留下十到二十度的角度缺失。有其特殊特病程變化，因此五十肩時，醫師一定會問的是：請問你從開始痛到現在過多久了？

一到三個月疼痛期──最疼痛期，不動也痛。

四到六個月冰凍期——漸漸沒那麼痛，但關節最僵硬。

七到十二個月解凍期——關節角度慢慢恢復正常。

肩膀受傷一般分成四類：

初級：表層三角肌拉傷，採取休息、熱敷等基礎的治療，短期即會改善，治療時間以一到三週計算。

中級：中層旋轉肌拉傷，最常見的肩膀受傷，治療時間以月計算，約一到六個月。

困難：深層關節唇受傷，較少見但較嚴重，患者常抱怨深層的悶痛，就算做復健效果也不理想。治療時間以年計算。約半年到三年皆有可能。

特殊：五十肩，有其特殊病程變化如上述。夾擠症候群，非常常見的肩膀痛，但也很特殊，特殊在於每個人代償的肌群方式都不同。夾擠症簡單說就是肌肉不平衡，簡單的肩夾擠症很容易就能解決。

困難的夾擠症候群在於要找出那一條造成不平衡的肌肉，有時候相當不易。因此見過許多患者跑的非常遠、到處求醫診治肩膀痛。

以上各種肩膀的問題，皆會造成下述的肩膀激痛點，處理激痛點時，**別忘了要治療根本的旋轉肌受傷**。

三角肌

　　三角肌的激痛點常見於重訓，舉啞鈴訓練肩膀時，或是常常要提東西、搬東西至高處的工作者。三角肌分成前中後束，都有可能形成局部的激痛點，而認為是肩膀的疼痛。但三角肌其實是表層肌肉，與短期過度較有相關，因此放鬆效果很快也很好。

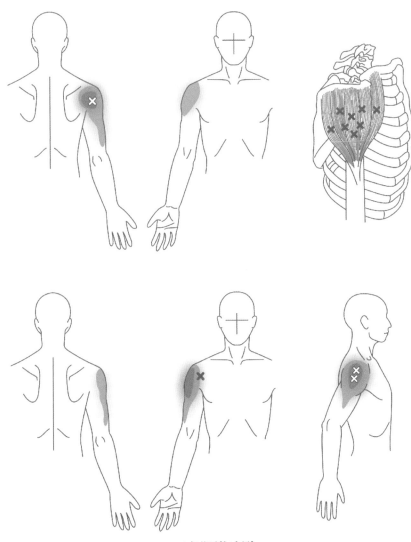

三角肌激痛點

三頭肌

　　三頭肌是三塊不同方向的肌肉形成，內側頭的激痛點與高爾夫球肘疼痛有關；長頭／外側頭會局部疼痛，以及肘窩內疼痛。

　　常見於打球拉傷，或是游泳時過度推水、用力拉傷造成。

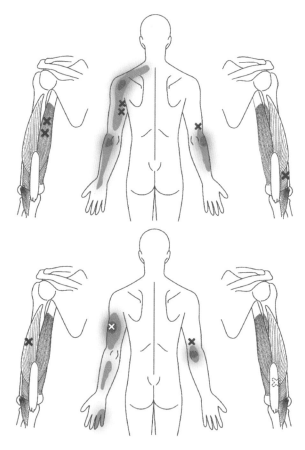

三頭肌激痛點

二頭肌

　　二頭肌是很常見的激痛點，是許多健身者會訓練的上臂肌群，也是強壯的象徵。如果拿東西不穩而拉傷，或是舉啞鈴不慎，就會造成二頭肌的激痛點。疼痛區域在上臂前側，或是遠端手肘上，分別是二頭肌常見的兩個承受最大張力點，也是激痛點好發形成的位置。

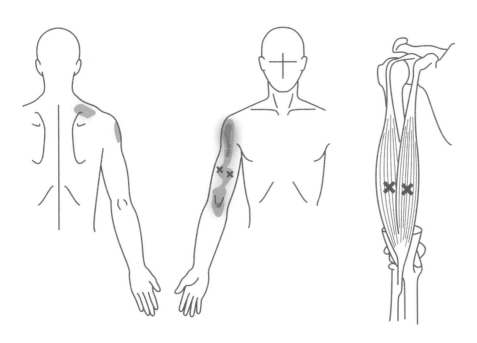

二頭肌激痛點

脊上肌

　　脊上肌肌腱的激痛點是肩膀最複雜的部分，脊上肌是屬於肩膀深層的肌肉，因此激痛點的轉移會傳遞比較遠。淺層脊上肌通常傳遞至肩膀前側二頭肌區域，因此許多患者會感覺自己是二頭肌腱的問題，但其實是脊上肌。深層脊上肌通常傳遞至外側三角肌、後側三角肌甚至小圓肌的地方。**因為脊上肌的特殊轉移痛，所以常常使患者搞混不知道自己是哪裡受傷。**

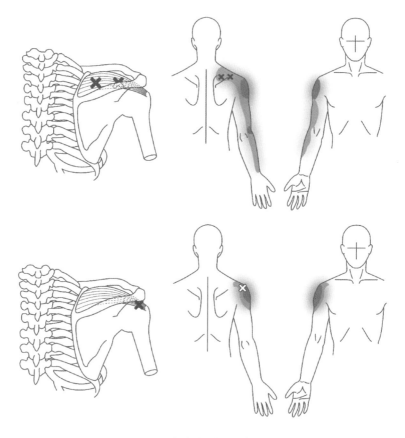

脊上肌激痛點

旋轉肌：脊上肌、脊下肌、小圓肌、肩胛下肌

顧名思義，旋轉肌就是肩膀肌肉拉著肱骨，用來旋轉上臂的四條肌肉。肩膀旋轉肌是由脊上肌、脊下肌、小圓肌、肩胛下肌所構成。又脊上肌是最重要的旋轉肌，因此醫界**常直接以旋轉肌代稱脊上肌。**

旋轉肌裡，最常受傷的是脊上肌，常見很痠痛的是小圓肌，原因是工作時姿勢往前，長期駝背姿勢不良，使得小圓肌長時間過度拉長而形成激痛點。肩胛下肌也因而縮短緊繃。

肩胛後肌：大圓肌、小圓肌、脊下肌

肩胛骨後的肌肉很容易形成激痛點，但不容易被察覺！因為它的疼痛感不包含自己的肌肉本體上。因此須由旁人協助按壓確認激痛點。

轉移痛區域在間頰骨內側，也就是膏肓痛的地方。甚至肩膀外側、肩膀前側，到手肘前臂。因為它屬於比較深層的肌肉，所以激痛點轉移痛，就會到上臂等比較遠的地方。

大圓肌

位於胳肢窩，腋下線的後側的肩膀重要肌肉，常常因為姿勢不良、圓肩駝背而過度拉長。他的疼痛會位於大手臂外側，外側後側三角肌的地方。

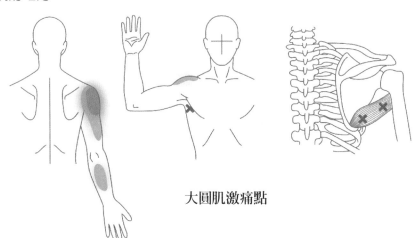

大圓肌激痛點

小圓肌

小圓肌位於肩胛骨後的肌肉，疼痛原因是工作時姿勢往前，長期駝背姿勢不良，使得小圓肌長時間過度拉長而形成激痛點。

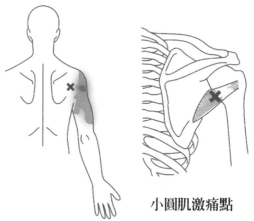

小圓肌激痛點

脊下肌

脊下肌是常見的超級激痛點。找出任何一個你有駝背習慣的朋友，按壓他的脊下肌，疼痛皆會傳遞到上臂的外側。

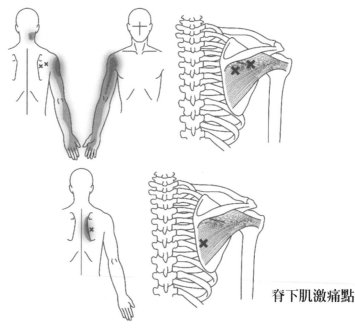

脊下肌激痛點

肩胛下肌

　　位於胳肢窩，腋下線的前側的肩膀重要肌肉。常常因為姿勢不良、圓肩駝背而過度緊繃。雖然位於肩胛骨前側，但轉移反射的疼痛位置於肩膀後側是一個身體前側的激痛點但轉移痛至身體後側的例子。

　　轉移痛與筋膜：與手臂筋膜線的走向一致。

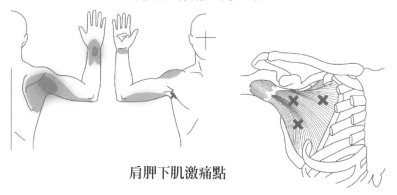

肩胛下肌激痛點

肋間肌

　　屬於身體最深層，接近內臟器官的小肌肉。肋間肌是肺臟旁邊的小肌群，反覆咳嗽會影響肋間肌造成拉傷。胸部挫傷、撞到肋骨、肋間肌拉傷後，患者常描述：「我咳嗽也會痛」，因此非常緊張。「我是不是肋骨斷掉了？」「咳嗽時，我的肺臟在痛，是不是氣胸？」

　　大部分的狀況其實是肋間肌的問題。肺臟表面無神經，「肺臟痛」其實是肋間肌的激痛點造成。

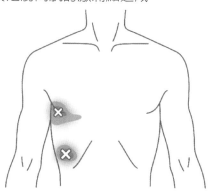

肋間肌激痛點

前鋸肌

　　不僅是肋骨上很重要的肌肉，還與肩頸痠痛大有相關。因駝背的關係，會使得前鋸肌長期拉長而失能，因此肩胛骨活動就不會順暢，造成**上背痠痛**、**聳肩**、**肩夾擠**等長期問題，但前鋸肌很難訓練，堪稱人體難訓練的前三名之一。因為難訓練，所以許多人的肩頸痠痛也難改善。

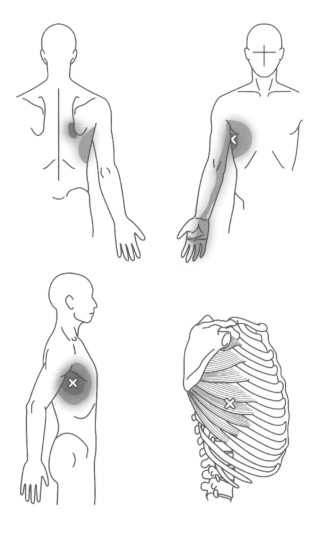

前鋸肌激痛點

4. 上背部痛

闊背肌

　　闊背肌是人體背部體積最大的肌肉，功用為將手臂拉向後側。

　　自由式游泳者若是用力過度，拉傷的機率很高。會造成肩胛骨下側的激痛點，延伸至大手臂、小手臂的內側，以及第 4、5 手指的區域。

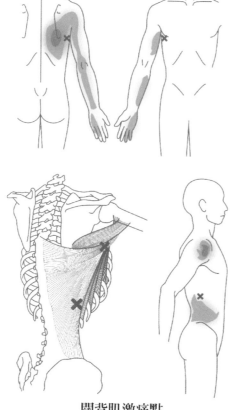

闊背肌激痛點

多裂肌

　　多裂肌皆位於脊椎深處，是幫助脊椎穩定的重要肌群。會造成一個圓圈狀的激痛點，以此為圓心向外擴散轉移痛。因為很深層，所以很難按壓或是按摩得到，常是腰部、背部拉傷後疼痛許久的根源。患者常覺得是自己骨頭受傷而疼痛，其實是激痛點的問題。

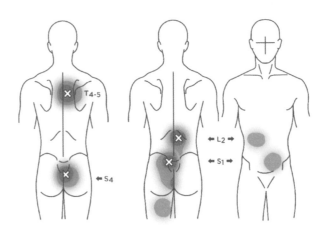

多裂肌激痛點

豎脊肌

　　包含胸最長肌、髂肋肌等，會造成背部的大範圍疼痛。

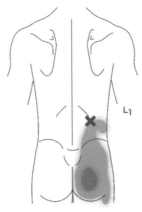

髂肋肌激痛點

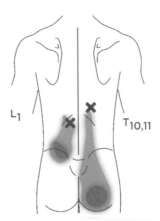

胸最長肌激痛點

初級激痛點──次級激痛點──三級激痛點

激痛點像傳染病（殭屍病毒）！流行性感冒！如果不好好處理治療，會影響周遭同伴！

由此可知，若是患側周圍的激痛點沒有處理好，可能會影響周遭範圍的肌肉。

一開始受傷的肌肉，稱為原始（初級）激痛點，後續受影響的肌肉，稱為次級激痛點。甚至有可能影響成三級激痛點。此時激痛點傳遞的範圍、距離就更廣了。

疼痛狀況很久的時候，開始治療放鬆時，可能一開始只找得到三級激痛點，需將三級激痛點處理後，二級激痛點才會出現，二級激痛點處理完後，最根本深層的一級激痛點才會出現。

此現象最常見於很多層肌肉覆蓋的地方，如：脊椎旁、肩膀。因為脊椎的肌肉最深層、有最多層肌肉筋膜覆蓋住。常見最深層的脊椎中，**多裂肌拉傷處理不良時，讓激痛點像傳染病一樣，一次向外擴散，最後就造成整片的疼痛而找不出根源激痛點。**

此時需要像剝洋蔥一樣，把外層肌肉的激痛點一層一層剝開，才能找到核心病灶點。

5. 胸部痛

胸骨肌

位於胸部前側。常因搬重物、拉傷而引起激痛點，會劇烈疼痛像心肌梗塞、肺臟撕裂的感覺。橫膈膜的激痛點也會造成胸痛。

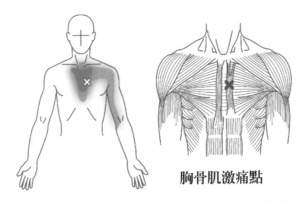

胸骨肌激痛點

胸小肌

胸部前側穩定姿勢的肌群。相對於胸大肌更深層，貼在喙突[23]與肋骨之間，對於圓肩駝背的姿勢影響更大。常因慢性肌肉短縮造成一系列的問題，例如：頸椎神經壓迫、胸廓出口症、二頭肌腱炎等。

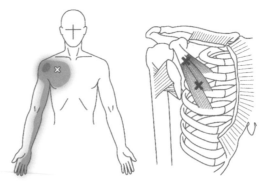

胸小肌激痛點

胸大肌

　　胸部前側最大的肌群。若有健身者,常因臥推、飛鳥動作 [24]、擴胸機械等拉傷而引起胸部前側的激痛點。上班族、久坐族,常因圓肩駝背,而造成胸大肌、胸小肌慢性肌肉短縮,需要常常伸展。

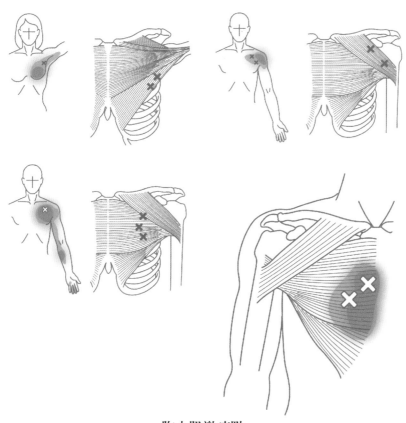

胸大肌激痛點

---

23. 肩胛骨上緣短而薄,外側有肩胛切跡,更外側有向前的指狀突起稱喙突。

24. 手握啞鈴肘微曲,動作過程中不論手臂抬起或放下始終保持手肘的彎曲度。

6. 前臂與手部痛

喙肱肌

　　手臂前側深處穩定的肌群。投球、壘球、棒球者常見緊繃。也與圓肩駝背有關。若是周遭的三角肌、肱二頭肌、胸大肌等激痛點被觸發，就會使喙肱肌激痛點也容易被觸發。

　　症狀：肩膀外側疼痛、大手臂後側、前臂背側、中指背側疼痛

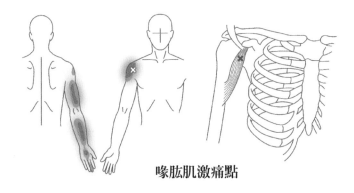

喙肱肌激痛點

肱肌

　　肱肌屬於深層單關節的手肘穩定肌肉，肱肌內有橈神經，形成激痛點時，有可能會壓迫到橈神經導致手腕無力下垂。

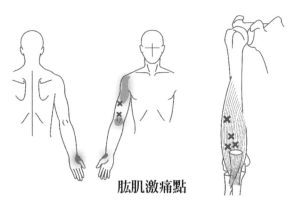

肱肌激痛點

肘肌

　　手肘後部的深層穩定肌群，激痛點的感覺會像手肘關節內疼痛，或是手肘拉傷後，肘肌形成激痛點而長期疼痛。

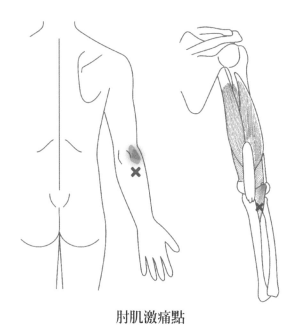

肘肌激痛點

堡醫師 疼.痛.小.教.室

上半身激痛點的總和姿勢考量

　　每天維持好姿勢是最重要的無痛祕訣。肩膀打開、收下巴、不駝背、不圓肩，肋骨收起，腹部核心用力。

7. 手肘痛

　　手肘、前臂處疼痛，常與過度使用有關，例如網球肘、高爾夫球肘、滑鼠手（前臂肌腱炎）。打羽毛球時，手臂力量控制不佳，或是過度使用的肌腱炎，都會造成手臂處激痛點。特別是牽扯到手前臂的旋轉功能，如：旋前圓肌、旋後肌等，位於關節的深處，不易自己摸到肌肉的痛點。

　　現代人常見打電腦，手肘、手腕下無支撐，易造成前臂背側肌群使用過度：滑鼠手。以及手臂懸空、肩膀後側脊下肌過勞，需要調整工作姿勢。

　　若是像媽媽上菜市場勾著菜籃、包包、行李等，易造成網球肘、高爾夫球肘等韌帶肌腱炎，以及相關的激痛點。

　　手臂腹側（內側）的激痛點，與腕隧道症候群有關，過度使用的肌肉使得手腕隧道狹窄，而造成神經壓迫、手指麻痛等症狀。伸展肌肉與肌腱部分通常可改善。

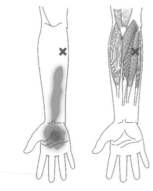

旋前肌

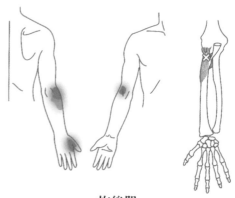

旋後肌

手腕

　　前臂的過度使用，會造成手腕的疼痛激痛點。**許多手腕關節的疼痛治療許久而未改善，需要尋找前臂的激痛點。**

　　媽媽手是常見的手腕橈側（大拇指側）疼痛，孕期的媽媽照顧小孩而常發炎。除了患處的肌腱炎需要治療外，也須按壓前臂過度使用的激痛點放鬆。

　　手腕三角軟骨拉傷，是常見的手腕尺側（小拇指側）疼痛，常因訓練：伏地挺身過度、舉啞鈴拉傷。或是外力造成，使手腕過度扭轉而軟骨拉傷。也常見於手拉機車過重而扭傷。除了軟骨拉傷處治療外，也須放鬆前臂處激痛點。

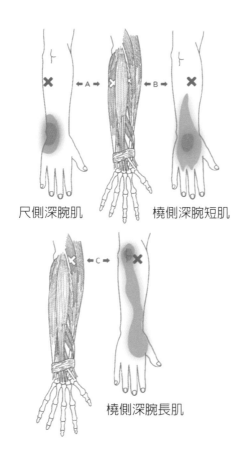

尺側深腕肌　　　　　橈側深腕短肌

橈側深腕長肌

手指

手指也有肌肉，因此也會造成激痛點！

最常見的是大拇指的激痛點。手指中，大拇指的肌肉最厚實，使用功率與頻率也最高最重要，因此常見陳年的激痛點，再藉由筋膜線而影響上肢筋膜、肩頸酸痛。其餘四指的蚓狀肌會造成手指的內側或外側疼痛。

曾經遇見的一個特別有趣的激痛點案例：

堡醫師有位患者表示手指尖端痛、指甲疼痛的患者，花了一年遍尋各方醫師找不到疼痛的原因。皮膚科醫師說：你的指甲完全正常，沒有凍甲也沒有什麼問題。

骨科、外科醫師說：你的骨頭完全正常，功能也正常，沒什麼問題，不用開刀。

後來我發現他是手指的蚓狀肌局部有一個特別緊繃的激痛點，患者這時才回憶說：一年前曾經打球有撞到手指，因為當時並不是很痛沒什麼感覺。後來經過二個月後才漸漸疼痛因此忘記了。

於是幫他把局部激痛點徹底放鬆後，他的手指痛（指甲痛）才完全痊癒無復發，可見激痛點問題其實無所不在！

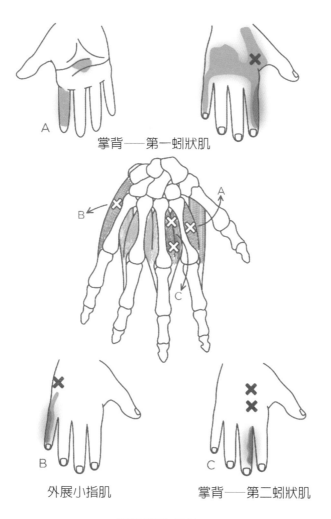

掌背——第一蚓狀肌

外展小指肌　　　　　掌背——第二蚓狀肌

蚓狀肌激痛點

8. 腰痛

胸椎：被遺忘的脊椎

除了頸椎的小面關節會有轉移疼痛外，胸椎、腰椎的關節也會有轉移疼痛的情形。**胸椎又稱「被遺忘的脊椎」**。因為現代人駝背打電腦，上班時椅子坐太久而容易僵硬，但胸椎本身又不易疼痛所以被忽略遺忘。

其實胸椎是非常重要的，其易造成上下臨近其他關節的問題，如：肩頸僵硬、肩夾擠症、腰部痠痛、手肘疼痛等。

胸椎較特別的案例，可看到胸椎第一節 T1 的骨節疼痛傳導，導致肩胛骨僵硬，甚至手肘處造成類似難治網球肘的情況。很多網球肘只針對手肘治療不佳，問題是出在胸椎卡住。將胸椎關節鬆動後，網球肘即為舒緩許多。

腰椎小面關節受傷，誤認爲膝關節退化！

腰椎第一節 L1 造成類似薦髂關節疼痛，然實際在人體上，他們距離甚遠。腰椎第五節 L5 會造成大腿外側疼痛，症狀類似跑者膝、ITBS，但其實是腰椎受傷。薦椎關節受傷也會造成腰部、腿後的大範圍疼痛。

腰痛、下背痛、椎間盤突出、脊椎滑脫、腰椎骨刺怎麼辦？

維基百科記載：絕大多數的下背痛無法找到或確認病源。但堡醫師卻認為許多腰痛是可以找出病因的。

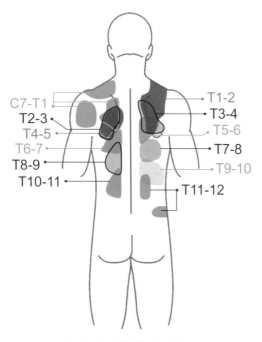

C7-T1 — T1-2
T2-3 — T3-4
T4-5 — T5-6
T6-7 — T7-8
T8-9 — T9-10
T10-11 — T11-12

胸椎小面關節疼痛地圖

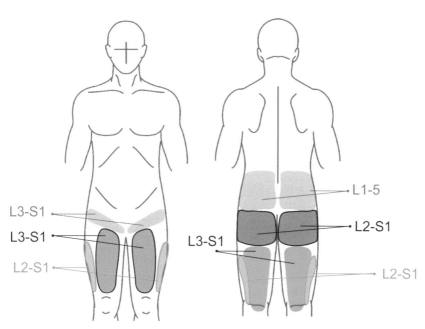

L3-S1 — L1-5
L3-S1 — L2-S1
L2-S1 — L3-S1
L2-S1

腰椎薦椎小面關節疼痛地圖

但找出病因重要嗎？如果是急性下背痛（二至六週內會自己慢慢變好的），找到病因就不是那麼重要。倘若是慢性下背痛（超過三個月），找到病因就變得非常重要。

醫療科學始於分類。堡醫師嘗試用各種方法分類腰痛，較容易找出病因。

原因區分：物理治療及復健科可處理的、需其他專科處理的。

位置區分：摸得到的、摸不到的。

年齡區分：年輕人、長輩的。

腰痛以病因區分：

1. 機械性下背痛：例如：腰部痠痛、肌肉拉傷、小面關節炎、椎間盤突出、椎間盤退化、腰椎滑脫、椎弓解離、脊椎神經根壓迫、脊椎骨折、椎孔狹窄、坐骨神經痛。

以白話文來說，就是物理治療、復健科、骨科可以處理的問題。

2. 非機械性下背痛：例如：腫瘤、發炎—僵直性關節炎、風濕性關節炎、感染。

以白話文來說，為非復健需尋求其他的科別：如腫瘤科、風濕免疫科、感染科。**大部分需要藥物治療，復健只是輔助。**

3. 別的地方轉移過來腰部的稱轉移痛：如：肌筋膜疼痛症候群，或是內臟問題轉移腰部痛。

有些人腰痛會先想到是腎結石嗎？然而腎結石的痛是尖銳刀割的刺痛，跟腰部的痠痛是完全不一樣的。腎臟引起腰痛的機率極低。而且腎結石在腎裡面空間較大時，不會疼痛。掉進輸尿管後才會開

始劇痛，並伴隨血尿，噁心嘔吐，甚至發燒等症狀。若要確定病因
需做腎臟超音波及腹部 X 光等檢查。

腰痛以位置區分

另外，腰痛、下背痛以摸不摸得到區分，摸得到的通常好處理。
屬於淺層的肌腱韌帶問題。震波治療、一般復健療效都很好。深層
摸不到的通常屬於發炎性疼痛、臟器壓迫痛，而深層的疼痛較難處
理。

如果由物理治療醫師、有經驗的物理治療師、熟練的徒手按摩
者，應該可以觸摸得出腰椎的各個構造。

- 摸得到的淺層組織：椎間韌帶、下段腰方肌、脊椎旁肌拉傷、
  大轉子滑囊炎、腿後肌、尾椎骨。

- 有點難摸的中層組織：小面關節、上段腰方肌、坐骨滑囊、
  薦髂關節、梨狀肌。

- 痛不太可能摸得到的：椎間盤突出、椎孔狹窄、坐骨神經痛。

腰痛以疼痛時間及年齡來區分

下背痛可按照疼痛時程分為急性下背痛（小於六週）、亞急性
下背痛（六至十二週）、與慢性下背痛（大於十二週）。

年輕人二十到四十歲腰痛原因：

- 急性腰痛常見原因：肌肉拉傷、韌帶拉傷。輕微、反覆的輕
  微椎間盤突出、小面關節拉傷。

- 亞急性腰痛常見原因：椎間盤突出是最大宗。椎間盤突出大

部分會反覆發生,最後演變成椎間盤退化。

⦿ 慢性腰痛常見原因:椎弓斷裂、椎弓解離。

許多年輕人難解的腰痛,通常是小面關節退化。通常需增生注射治療才會得到較好的改善。

四十到五十歲後或五十歲以上腰痛原因

急性腰痛常見原因:

突然的腰椎壓迫性骨折、肌肉拉傷、腰椎韌帶拉傷。反覆的輕微椎間盤突出、小面關節拉傷。

慢性腰痛常見原因:

壓迫性骨折後遺症。脊椎滑脫、椎孔狹窄、黃韌帶肥厚。椎間盤退化、腰椎骨刺。小面關節炎。

椎間盤

椎間盤幾乎是腰痛最重要的成因,因此拉出來特別說。舉凡椎間盤有受傷,最重要的一點是避免彎腰,嚴禁彎腰再拿重物,錯誤姿勢造成的壓力對椎間盤會產生累積性傷害。

年輕人最常見的腰痛第一名原因是椎間盤的問題,輕微的椎間盤突出感覺起來會很像腰肌拉傷,實際上也難以區分。但**椎間盤問題會「反覆發生」。**

中度到嚴重的椎間盤突出,可以用直膝抬腿測試(SLRT-straight leg raising test)。通常可以抬起的角度愈小,代表椎間盤突出愈嚴重。

許多人無法理解：為什麼醫師說我椎間盤突出、高度降低了，就無法修復再生？其實把椎間盤擬人化，想成人的一生，就會比較能理解。是人都會老（無誤），腰部椎間盤經過長期使用，難免會有磨損，等到磨損超過臨界點時就會產生椎間盤破裂、突出。

椎間盤磨損是漸進式的，經歷多次受傷或突出後，椎間盤會漸漸脫水，高度會降低。甚至纖維環破裂、髓核液流出，最後就會形成骨刺、骨頭磨骨頭等現象。因此保養、姿勢調整是腰椎最重要的功課。

椎間盤由兩層構造組成：外層纖維環，內層髓核，平日由這兩層緩衝外部的衝擊力。但就像泡芙或是橘子，一旦受到過多外力，纖維環撐不住壓力，內餡就會爆裂。爆裂突出的髓核內有發炎物質，會造成周邊神經組織發炎，就會引起廣泛性腰痛、坐骨神經痛的症狀產生。

所以**急性椎間盤突出的痛，是摸不到特別的痛點的**，因為整片都超痛，嚴重者甚至可能要躺床坐輪椅。

堡醫師 疼.痛.小.教.室

羅馬椅症候群：背側束脊肌過度訓練

堡醫師有一陣子門診時，不曉得是哪個網紅極力推崇羅馬椅的背肌訓練，連續出現好幾個做羅馬椅，訓練過度而造成更嚴重的骨盆前傾及腰背疼痛。

其實現代人因為久坐，常常束脊肌已經過度緊繃了。而羅馬椅訓練了二週後束脊肌就緊到受不了產生筋膜炎，加重骨盆前傾，因此腰椎像拉滿弦、緊繃的弓箭一樣壓力過大。此時應改為訓練前側核心肌群，及深層核心肌群。

治療方式：急性期：消炎、消炎、多消炎。打針消炎、吃藥消炎、復健放鬆肌肉。慢性期：增生注射治療加上徒手治療，訓練內核心肌群。

腰椎骨刺

大約只有一成的骨刺，會壓迫到神經造成刺痛麻木。所以**發現骨刺，其實是表示腰椎有退化問題需要處理，但並不一定需要開刀拿骨刺**，或是直接處理這根骨刺。坊間許多化骨刺水、化骨刺藥也是誇大不實的。

就算 X 光看到長得亂七八糟的腰椎骨刺，大多數也是不用開刀處理的。只要穩固周邊關節韌帶結構、放鬆肌肉、加強核心肌群，就可以順利處理腰部疼痛問題。

小面關節炎

年輕人有許多「不會好的腰痛」是小面關節發炎造成。記住小面關節疼痛的特色是：

1. 電療拉腰不會好。

2. 單邊的局部痠痛會向下小範圍擴散。

3. 用按摩器材用力壓，會短暫舒緩但隔天可能更痠痛。

堡醫師 疼.痛.小.教.室

對椎間盤最危險的外力方向，是前側拿重物加脊椎前彎，再加上腰椎扭轉。如果你常做這動作我包準你的椎間盤很快就爆炸了。

按摩壓過頭，小面關節反而更會發炎，有時候會造成腰卡住，常跟有需要扭腰的運動有關，例如、籃球、跆拳道等。

治療方式：增生注射治療較佳，加上訓練內核心肌群。

腰椎滑脫

長輩常見的長期腰痛，許多是屬於腰椎滑脫的問題。正常腰椎是微微前凸，以分散椎間盤壓力。若有外力受傷、退化等，易導致腰椎滑脫（又稱龍骨跑掉）。

症狀：類似坐骨神經痛。長期腰痛、下肢及屁股痠麻痛，走不遠、站不久。

造成原因：常見前三類

1. 年輕人：椎弓斷裂、常搬重物引起。

2. 長輩：退化性滑脫，與韌帶鬆弛、不穩定有關。

3. 肌肉量不足、肌少症。

4. 外力撞擊：外傷造成。

5. 其他：先天骨結構異常、骨質疏鬆症等。

骨鬆壓迫性骨折腰痛

長輩突然感到劇烈腰痛，堡醫師臨床上認為最可怕的是骨質疏鬆造成的壓迫性骨折。骨質疏鬆平日無症狀，但長輩會突然發生腰椎骨折、胸椎骨折都有可能。如果認為只是一般肌肉拉傷，將會引起難以預測的後果。所以長輩腰痛若嚴重，幾乎例行性 X 光檢查跑不掉，為的就是檢查出壓迫性骨折的腰痛。

壓迫性骨折也會造成激痛點？增生療法可幫助治療

一位二十五歲年輕男性，因為騎機車摔車，撞到腰部的地方。結果痛到站不起來，被救護車送到急診。

急診醫師檢查後，發現他是腰椎第一節的壓迫性骨折（L1 compression fracture）。做完背架急性處理、休息、復健後，這位男生依然感覺整個背部都很疼痛，因此四處求醫兩年多。

後來到我門診，幫他診斷出是當時撞擊造成腰椎壓迫性骨折的疼痛，加上當時脊柱旁肌、多裂肌形成激痛點久未處理，擴散至整個背部。

後經多點增生治療腰椎第一節旁的激痛點，以及次級激痛點，經過五次的注射治療後，這位年輕男性感覺恢復腰痛恢復了九成之多。

後下鋸肌

連接到肋骨到胸椎、腰椎的最深層肌肉，因此拉傷時，會感覺到很深層的腰部疼痛。

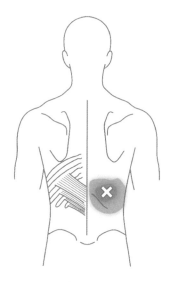

後下鋸肌激痛點

髖關節

髖關節疼痛、鼠蹊部疼痛，要檢查腰椎是否退化！

腰髖本一家，腰若不好，髖關節也常不好。甚至有些髖關節的疼痛，根本就是腰椎出問題來的。

有患者常年腰痛腳麻，做了許多針對腰的復健，治療卻沒有改善，後來幫他做了髖關節的檢測，發現原來是髖關節退化造成的腰痛問題。於是用增生注射治療髖關節部分三次後，疼痛就改善了，後續還是需要做肌力訓練增強臀部周邊肌群，才能把治療效果維持更久。

可以自己檢測髖關節問題：翹腳、躺著髖關節往外張、大腿往內伸並施加壓力，兩側髖比較或是抱腳靠胸。若有髖關節疼痛，或是大腿鼠蹊部疼痛，是髖關節問題的機率就很高。

腰方肌

　　腰方肌是腰部疼痛的超級激痛點。功能是可以維持腰椎正常曲度。有腰痛問題的人，約八成都有腰方肌激痛點問題，是腰痛要優先放鬆處。而且腰方肌與腰椎的脊椎側彎有關，以及假性長短腳有關聯。

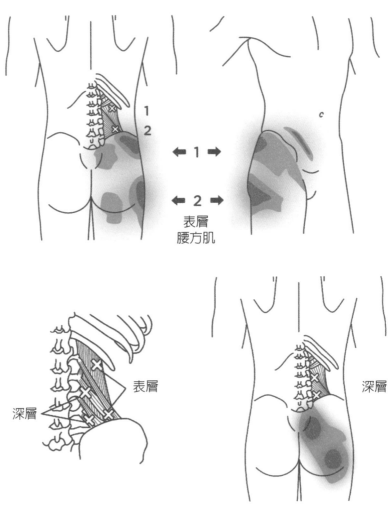

腰方肌激痛點

髂腰肌

　　髂腰肌也屬於重量級重要的肌肉，從後腹腔的多節腰椎（腰肌）、髂骨（髂肌）延伸至大腿內側（合稱髂腰肌）。腰大肌很特別的一點，在腰椎 X 光中會顯影出現。

　　髂腰肌若是短縮，會造成骨盆前傾，以及使腰椎過度前屈、椎間盤壓力過大。骨盆前傾，小腹就會變大，腰痛、髖關節疼痛，腸子循環不良、宿便等等問題。

　　髂腰肌緊繃，會造成骨盆前傾與腰椎過度彎曲，甚至腰椎滑脫。嚴重者會壓迫神經造成腰痛腳痛→腳麻→腳無力，行走困難。

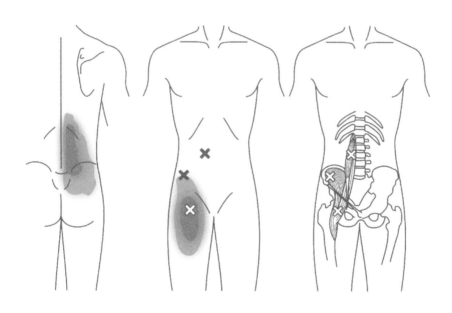

腰肌激痛點

9. 尾椎痛

脊椎深層肌——多裂肌

很多人都有撞傷尾巴骨（尾骨）的經驗吧！無論是滑雪受傷，或是跌倒撞傷，撞到尾骨總是要痛的二到三個月！

其實到了疼痛後期，骨頭大致上都好的差不多了，剩下的是脊椎旁邊的激痛點在痛！因此若能找出局部的脊椎激痛點，就可以比別人早早不痛了！

若是真的撞得較嚴重，肌肉嚴重緊繃短縮形成激痛點，還會造成脊椎旋轉的問題，造成假性脊椎側彎。

多裂肌等深層的脊椎肌肉，需要很長的時間、很深度的按摩才能放鬆。

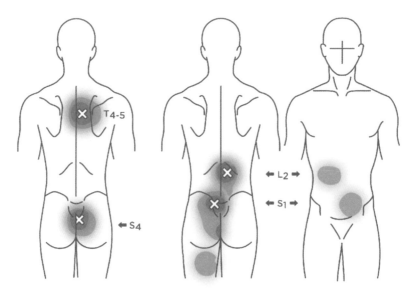

脊椎深層肌 (多裂肌) 激痛點

10. 腹肌痛

腹肌可以分成三層：腹外斜肌、腹內斜肌、腹橫肌。

正面尚有六塊肌、八塊肌之稱的腹直肌，在此額外說明。其實每個人都有六塊肌，是肌肉本來就有的紋理，而你的六塊肌看不到，是脂肪把它蓋住了！因此要把體脂肪降低，才能看到裡面本來就有的六塊腹直肌。

而且，**一直做仰臥起坐練腹直肌，不只不會練出六塊肌，還會先把你的腰椎搞壞**，因為仰臥起坐對腰椎的壓力很大，過度使用後，不只會造成腹直肌的激痛點，還會造成椎間盤突出！

而且腹肌的肌纖維特性，屬於不會肥大的類型，因此就算做很多腹肌的練習，也不會像手臂的小老鼠一樣凸起來喔！要減脂還是做全身的肌群的大運動比較實際！

腹外斜肌、腹內斜肌

腹部激痛點會仿造內臟疼痛,而易與真正的內臟器官疼痛搞混。

腹外斜肌:最表層,會造成胸口悶、腹痛、肋骨下方的疼痛。

腹內斜肌:第二層,會造成腹股溝、鼠蹊部的疼痛。

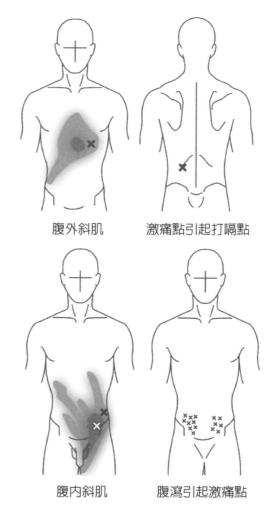

腹外斜肌　　　　激痛點引起打嗝點

腹內斜肌　　　　腹瀉引起激痛點

腹外斜肌、腹內斜肌激痛點

腹直肌

　　腹直肌的激痛點，會造成背部的帶狀性疼痛。下腹直肌的激痛點，會造成背部薦髂關節的疼痛。右下外側腹直肌的激痛點，甚至會造成「假性盲腸炎」的特殊激痛點 McBurney`s point。

　　急性盲腸炎患者，醫師通常會檢查右下腹的局部激痛點。若是有反應，表示盲腸炎的機率很高。 如果是激痛點造成的偽陽性反應，有可能會白挨一刀。

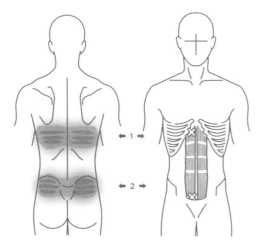

腹直肌激痛點

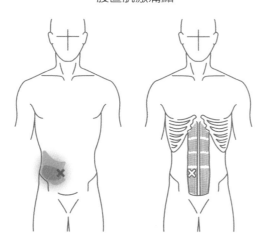

麥氏點－盲腸炎疼痛

女性的月經痛，其實與腹直肌的激痛點有關！月經還沒來時，在腹直肌處形成潛在激痛點（latent trigger point），等到月經到來時，伴隨身體的耐痛程度下降、子宮局部發出發炎性物質，會造成**潛在激痛點變成主動激痛點**（Active trigger point），就讓月經痛的程度更痛囉！因此在女性在平時，就可以多按摩、放鬆腹直肌的激痛點，這樣月經來時就會好多了！

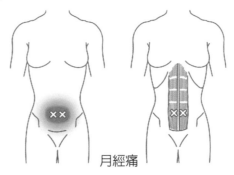

月經痛

椎狀肌

腹直肌下方的小塊肌肉有時會與結石造成的輸尿管疼痛、泌尿道問題搞混。

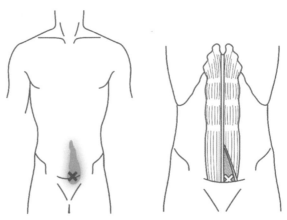

椎狀肌激痛點

內臟轉移痛

內臟器官的問題，也會造成身體體表／腹部的激痛點。例如：典型的心肌梗塞疼痛，會造成左肩膀的痠痛，甚至造成牙齒的酸痛等。如脹氣、腸沾黏、消化性潰瘍、膽結石、結腸炎、骨盆腔感染、泌尿道感染等，也會在腹部造成激痛點。

但內臟的痛覺，屬於慢性發炎的痛，與一般肌肉骨骼的痛覺感覺不同。通常屬於**悶悶的痛覺稱為臟器痛**，是因為兩者的痛覺神經傳遞的纖維不同。

但若是**結石發作：例如膽結石、腎結石、尿道結石等，就會變得像刀割似的疼痛**，此時疼痛神經傳遞的纖維就混合了快速疼痛與慢速疼痛。

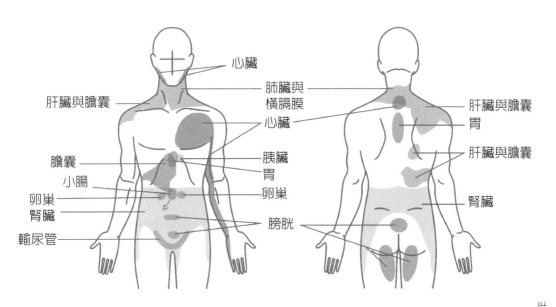

內臟轉移痛激痛點

心臟
肝臟與膽囊
肺臟與橫膈膜
心臟
膽囊
小腸
卵巢
腎臟
輸尿管
胰臟
胃
卵巢
膀胱
肝臟與膽囊
胃
肝臟與膽囊
腎臟

11. 臀部痛

屁屁之力比大家想像的更重要許多！**屁屁無力，除了會造成屁股痛、坐骨神經痛以外，還會使得膝蓋痠軟、跑者膝、腰痠及骨盆前傾、椎間盤突出**等問題。

而大家一天屁股黏在椅子上時間，少說有六小時，屁屁之力就會逐漸消失，甚至屁屁的肌肉會過度拉長、纖維化而極度虛弱！因此了解我們的屁屁肌肉，除了放鬆激痛點，還要努力的鍛鍊屁屁之肌力！

如何按摩到身體的三個重要屁屁肌肉。

1. **臀大肌**：最大片，最有力，負責帶動身體的前進，最重要。

2. **臀中肌**：雖然小，但負責身體左右的平衡機能。一出問題，兩腳踩地一定不平衡！

3. **臀小肌**：深層肌肉。幫助穩定骨盆。如果有問題形成激痛點，會超級酸痛！

臀肌失能是什麼？！

現代人黏在椅子上太久了，臀肌沒有好好的利用，就會萎縮無力，最嚴重甚至纖維化。

以前的物理治療常認為：哪裡痛就是那個地方的問題。跑者膝，就是膝蓋無力、大腿無力。腰痛就是腰沒力，肩膀痛就是肩膀肌肉太虛弱，因此需要鍛鍊。

但現在物理治療發現，**其實這些痠痛問題，竟然都跟臀肌無力相關！**

為什麼呢？可能二、三十年前，電腦科技、手機還沒有那麼發達，大家的活動量還是足夠，可以站起來活動的時間比較多，臀肌失能的狀況就沒有那麼嚴重。現在的科技、娛樂愈來愈發達，還特

別強調「黏著時間」，讓我們的屁屁完全無用武之地。因此就逐漸萎縮了。

　　屁屁無力有以下跡象：屁股萎縮、骨盆一高一低、**大腿異常強壯，但屁股不成比例的小**，常見於脊椎側彎、長期腰痛、骨盆前傾翹臀的人。

屁股痛，常見的病因還有：

1. 腰部小面關節退化，造成的激痛點轉移痛 。

2. 長期下肢、背側筋膜緊繃，使中繼點屁股的梨狀肌被拉伸而疼痛。

3. 腰部椎間盤退化、突出，壓迫到神經根，而影響下游的肌肉緊繃無法放鬆，從而造成梨狀肌緊繃。因此是**上游的原物料（椎間盤突出、退化）出了問題，導致中盤的半成品（梨狀肌緊繃無法放鬆），而下游痠痛麻的症狀（坐骨神經痛）。**

　　因此若是中盤的梨狀肌激痛點，怎麼放鬆都效果不佳，且放鬆完很易復發（兩週內），當然要懷疑**上游原物料有問題。**

　　有些患者說自己梨狀肌症候群已經一年了，好好壞壞，有去推

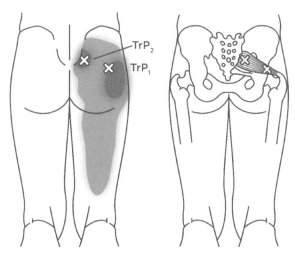

梨狀肌激痛點

拿、放鬆都會好一陣子，但就是無法斷根。這就說明了八成是腰椎的椎間盤退化導致的神經壓迫問題。

但有些患者會說：但我的腰明明不會痛啊，怎麼都說我是腰退化的問題？

關於這個答案，需要知道：

1. 不會痛的地方，不一定沒有問題。

2. 腰部周邊肌肉太緊繃過頭，導致你沒辦法感覺那個地方有問題。

3. 許多人一開始腰沒有疼痛感。但隨著治療時，把腰部的表層肌肉放鬆後，就開始漸漸感覺到腰部肌肉痠脹感。這是治療的正常反應。

上游原物料出了問題，需要處理上游的神經脊椎間盤，一直處理可憐的梨狀肌，它也會覺得很無辜喔。

臀大肌

臀大肌是屁屁之力最大、最重要的肌肉，負責身體的前後平衡、以及負責讓身體往前方走、跑步的超重要肌群。

臀大肌的轉移激痛點包含：薦骨周圍、屁溝周圍等。

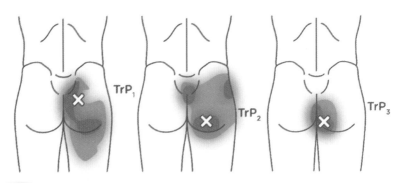

臀大肌的轉移痛

臀中肌

臀中肌對於人體的重要性，並不亞於臀大肌。特別是一些愛跑步的朋友，若是有跑者膝的問題，臀中肌是必定需要加強的肌肉。

因此，堡醫師再次呼籲：

跑者膝，練臀肌！

跑者膝，練臀肌！

跑者膝，練臀肌！

有在運動的朋友，特別是跑步、跳躍等需要與地面有衝擊力的運動，臀中肌無力會造成髂脛束症候群 ITBS、跑者膝 PFPS 等問題。

髂脛束是臀中肌旁的大片肌肉筋膜複合體。如果臀中肌睡著而失能了，髂脛束的小肌肉（擴筋膜張肌）就會用得太多，導致過度緊繃而發炎。

臀中肌位於身體的兩側，是身體左右側筋膜平衡最重要的關鍵肌肉。

骨盆一高一低、走路歪斜、膝蓋不穩定往內打（膝蓋過度內收），與臀中肌失能的關係最大。

有個簡單的測試你的臀中肌有無「失能」。

右側單腳採地下蹲。正常狀況下，骨盆應該還是水平無傾斜的。表示你的右側臀中肌（踩在地面的那腳）有在正確工作（發力）中。

如果沈睡中，右側臀中肌拉不住骨盆，導致骨盆上揚飄起來，膝蓋會自主往內打而角度過度，造成內側韌帶、膝關節軟骨加速磨損的問題。

你是否曾經看過有些人走在路上，屁股擺來擺去很招搖嗎？除了屁股太大的因素外，其實與臀中肌無力有關，此又稱**特倫德倫堡步態**。

右腳踩地時，因為右側臀中肌無力，拉不住骨盆，所以骨盆會「飄起來」。如果兩側臀中肌都無力，就會變成兩邊骨盆一直飄起來，

看起來是這個人的屁股怎麼擺來擺去很「婀娜多姿」的樣子。其實是臀肌無力的骨盆不穩定表現。

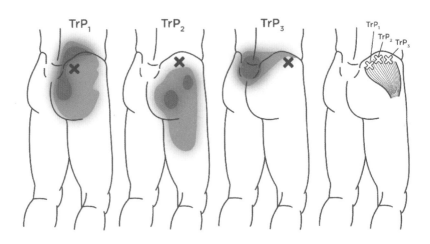

臀中肌激痛點

臀部其他小肌群

另外還有上孖肌、下孖肌、閉孔內肌、股方肌，皆是臀部深層肌肉，負責臀部穩定、大腿外轉的小肌群。其激痛點皆與梨狀肌、臀小肌類似。

臀小肌／擴筋膜張肌＝髂脛束

　　臀小肌位於臀中肌的更深層，因此可想而知轉移痛會更遙遠，達到屁股深層、大腿及小腿的外側。屬於深層穩定肌群。

　　擴筋膜張肌這個名字大家可能不是很熟悉，但說到跑者的最痛：髂脛束症候群 ITBS，大家就知道了。它位於髂脛束的上端，是這個大筋膜束的起點肌肉處。因為其位置特殊，所以跑步者常常過度緊繃，而被忽略此處肌群要放鬆。

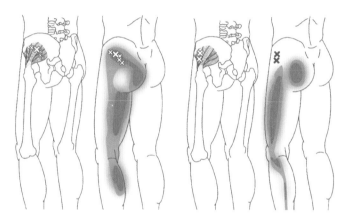

臀小肌激痛點

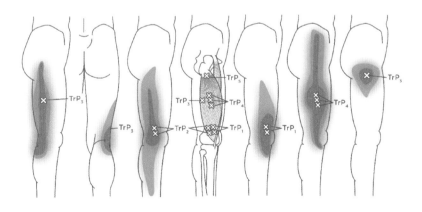

股外側肌激痛點：跑者重要髂脛束症候群之肌

12. 大腿痛

股四頭肌：股內側肌、股直肌

前面章節有提過：大腿痛的原因，往往是腰椎關節造成的，要優先處理腰椎。在治療時要特別注意！

股四頭肌由四條大肌肉組成，是大腿裡最大最重要的肌肉。負責往前踢、從椅子上站起來、下樓梯的緩衝等。若是股四頭肌有問題，大概連走路、日常生活都會有困難！

股內側肌虛弱，已經有許多國內外的文獻證實**與退化性關節炎、髕骨外翻有高度相關**。因此若是有股四頭肌的激痛點，就會導致肌肉無法正常使用來緩衝地面的衝擊力，進而加速軟骨磨損！不可不注意！

特別的是：股直肌的激痛點會造成膝部正前方的疼痛，與跑者膝的軟骨磨損位置相同，然而卻是激痛點激發造成的疼痛。

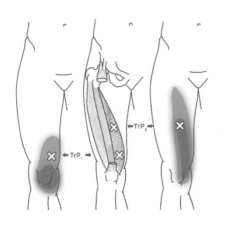

股內側肌激痛點

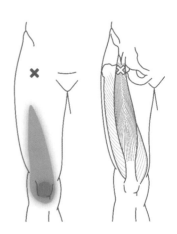

股直肌激痛點

縫匠肌

　　縫匠肌是堡醫師覺得很重要的一條肌肉，卻常被忽略。它是人體最長的肌肉，斜向的橫跨了兩個關節：髖關節及膝關節，因此槓桿的力量很強大。

　　縫匠肌是連接腰部前側的帶狀長條形肌肉，由髂前上脊延伸至內側鵝掌肌腱，負責腿部向內旋轉的力量。

　　該名稱的由來是由於以前外國的裁縫師父在工作的時候總是盤腿而坐，這條肌肉也負責盤腿的動作，因此將之命名為縫匠肌。

　　注意：得到**鵝掌肌腱炎**內側膝蓋痛的患者，常見**縫匠肌特緊繃**需注意放鬆此肌肉。

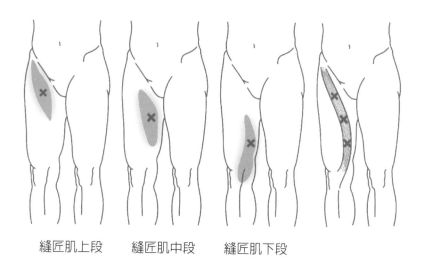

縫匠肌上段　　　　縫匠肌中段　　　　縫匠肌下段

縫匠肌激痛點

大腿內側肌群

　　大腿內收肌群包括內收長短肌、內收大肌、恥骨肌、骨薄肌，負責腿往內收的動作。也是**腳著地時，幫助身體穩定的肌群**。尤其跑步，特別是爬山者，需要單腳著地的穩定力量，因此大腿內側肌群（內）與臀肌（外）的共同收縮才能穩定腿部。這些肌群普遍連接到骨盆的恥骨部位。

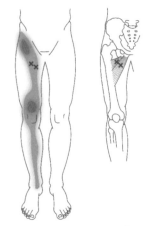

大腿內收長短肌激痛點

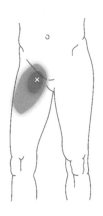

恥骨肌激痛點

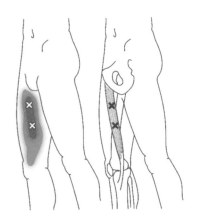

股薄肌激痛點

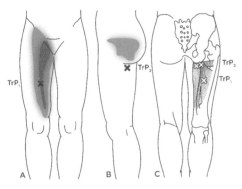

內收大肌激痛點

腿後肌群

因為工作久坐，腿後肌群是常見很緊繃的肌群。

腿後肌緊繃會連接至下背筋膜，也會連帶造成腰痛。而且腿後肌常常需要伸展，是非常容易因為工作久坐而緊繃回來的肌群。

長跑、跨欄選手、跳高、田徑選手，常見過度使用的腿後肌群而造成拉傷。腿後肌一旦拉傷皆要休息非常久，而且相當難恢復，非常容易變成纖維化。嚴重者會肌肉撕裂斷裂，甚至拉到連接的骨頭造成撕裂性骨折。

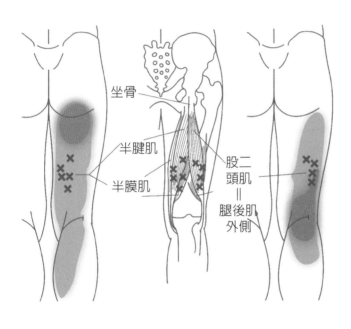

腿後肌群痛點源

以爲是拉傷、激痛點，事實上是坐骨撕裂性骨折

堡醫師看過一個中年的女性超級馬拉松跑者，因爲大腿後側、鼠蹊部的激痛點，到處求醫都只被當成普通的肌肉拉傷，結果到處治療了半年狀況完全未改善。

後來堡醫師檢查後，發現她的坐骨處有一個異常疼痛的激痛點根源。爲了小心起見，幫她做了 X 光檢查，結果發現原來是坐骨的撕裂性骨折。

爲何會骨折？她長期練習馬拉松而恢復不足，加上營養不足夠的狀況下，大腿腿後肌、內收肌太緊繃而把骨頭拉裂開了！不是拉傷，而是骨裂骨折！

確定是骨折後，治療方式就完全相反了。

對於這種特殊的患者，針灸按摩推拿皆無效且可能反而變嚴重。需要的是撕裂性骨折的處理：徹底休息、補充骨質（鈣片＋維他命 D ＋骨質疏鬆針劑治療）。

激痛點之下的根本原因，是骨折。在醫療上，人體的情況千變萬化，如果治療過程不理想，要考慮是否是其他的問題。

13. 膝蓋痛

膝蓋痛 可以用幾個方法先簡易判斷。

⊙ 位置：前側、外側、內側、深部、後側。

⊙ 觸摸：摸得到的、摸不到的。

⊙ 年齡：年輕人、稍長的。

⊙ 深層的、奇怪的：粉奇怪，明明就會痛，但摸不到找不到。

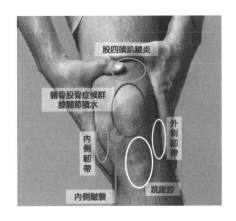

膝蓋痛前側

可能原因有：股四頭肌肌腱炎、跳躍膝、跑者膝、膝關節積水、退化性關節炎。

上面一點的前側痛大概是股四頭肌肌腱炎；在中間部位，髕骨周圍的，可能是跑者膝、膝積水；下面一點的可能是跳躍膝。

股四頭肌肌腱炎、跳躍膝，哪裡有問題就摸得到哪裡痛。跑者膝、膝關節積水，通常摸不到哪裡會痛。

股四頭肌肌腱炎、跳躍膝通常跟激烈的跳躍運動有關。比如：打排球、羽球、跳繩跳很多、跳高跳遠。短跑選手、網球選手等需

要爆發力的運動。

跑者膝（Runner's knee, PFPS）

不一定要跑步才會得跑者膝。跑者膝是髕骨疼痛症候群的簡稱，簡單講就是髕骨周邊一圈痛，上下左右都有可能，還可能會換地方。

膝關節積水（Knee effusion）

會覺得膝蓋脹脹的，想蹲但蹲不下去。膝關節積水常伴隨膝蓋內韌帶、軟骨受傷的後遺症。處理也很簡單，水多則抽水加打針，水少則復健休息。記得，都是**有東西受傷（軟骨、韌帶）才會導致膝蓋積水。不然每天膝關節的水都會被正常代謝吸收。**

退化性關節炎（Knee Osteoarthritis）

年齡約略五十或超過就是膝退化性關節炎的高危險群。常常膝內側韌帶壓了就痛，蹲下也痛。會合併**內側膝韌帶痛、內側皺襞症候群**。內側皺襞位於膝蓋髕骨的內下方與內側韌帶之間。

正常情況下內側皺襞是不會產生任何症狀的。但是有人很不乖，一直去彎曲、伸直膝蓋，或是常常要蹲很久，例如拜拜長時間要跪下來、做家事，在彎曲伸直時，內側皺襞與旁邊骨頭一直摩擦，就會發炎腫起來好痛痛。大部分還是中年長輩以上的好發較多，所以跟退化比較有關。

但其實不要過度擔心，內側皺襞治療方式跟其他關節炎、韌帶發炎一樣，復健、注射都會改善。

膝蓋痛外側

膝外側韌帶 (LCL) 與髂脛束症候群 (ITBS)

髂脛束 (ITBS=Iliotibial band syndrome) 又稱為跑步殺手，中了就可以好好休息三個月 。得到這個問題必須要好好的治療因為很容易復發。常常沒完全好就硬報名參加比賽，比賽完就可以好好的再

休息三至六個月 就要花更久的時間治療。

　　ITBS 常見跑步新手、老手或新手突然增加很多跑量、下坡跑太多太快的人。

　　膝外側韌帶 (LCL=Lateral collateral ligament) 的位置比 ITB 後面一點，跟打球、爬山扭傷膝蓋較有關係。

膝蓋痛內側

退化性關節炎、內側皺襞、膝內側韌帶、鵝掌肌腱炎

　　前面兩個上文提過，就是前側稍稍偏內側的痛。而**膝內側韌帶**(MCL=Medial collateral ligament) 除了退化很常發作外，跟外傷被車子撞（車子通常從後外側撞到膝蓋，所以膝內側韌帶很容易被拉傷)，以及**打球扭傷很有關係。**

　　不快樂三人組 (Unhappy triad)：因為被從後外側撞傷或是踢到的案例太多了，以及不幸三兄弟：內側膝韌帶、內側半月板、前十字韌帶又常常一起遭殃，所以這倒楣的三個構造又一起被稱為「不快樂三人組」。

　　鵝掌肌腱炎 (Pes anserine Bursitis) 屬於過度使用的肌腱滑囊炎。跟跑步、爬山的下山很有關係，痛的位置也跟別人不太一樣，是遺世獨立的一個存在。

　　鵝掌肌肌腱與其上游下游的肌肉都有關。很多人是股內側肌太緊、縫匠肌太緊，或是小腿筋膜太緊，導致鵝掌肌肌腱被拉到太多而發炎。

　　鵝掌肌是三條肌腱合在一起的總稱，三條肌腱分別是 SGS 縫匠肌、薄片肌、半腱肌。肌腱之間皆有滑囊存在。有問題時容易發炎。

膝蓋痛後側

　　膝蓋正後側疼痛，通常與 1. 膕肌、2. 腿後肌的激痛點，以及 3. 後十字韌帶有關。

膕肌位於膝蓋正後方偏內側。常見於**膝蓋過度伸直者**、膝蓋習慣性往後推者，通常與腿後肌肌力不足有關。因為膝蓋的位置錯誤而使膕肌長期拉長而形成激痛點。

跑者若是在膝蓋後推的狀況下進行跑步，長期就會膕肌痛。我們又會稱此膝蓋為：locked-knee **鎖死的膝蓋**。

女生穿高跟鞋時，就會自然的把膝蓋往後打到底，這樣才能走路。所以**穿高跟鞋走太久，也會容易膕肌痛**。

有些人會問：正常的膝蓋不是直的嗎？不是喔～正常站立的膝蓋，應還要有「緩衝」的空間可以吸收衝擊力。膝蓋是人體最大的衝擊承受加上支撐關節之處，因此需要有彈性才不會一下就傷到裡面的軟骨韌帶。

誰容易膝蓋過度伸直呢？有些低張力、關節過動症的女生或小朋友，因為全身肌肉都比較無力，就連站著也一樣無力，需要靠膝蓋鎖住才能打直。

這時他們的後側筋膜鏈、淺背線筋膜屬於無力過度伸長的現象，需要積極鍛鍊腿後肌、小腿肌等，讓前後肌群平衡，這樣他們站立時就不會自主的把膝蓋過度往後打了。

後十字韌帶

相較於前十字韌帶，後十字韌帶受傷發生的機率較少。根據統計受傷比率約為前：後 =3:1 甚至更高。後十字韌帶本體相較於前十字韌帶很粗壯，因為受傷時幾乎都是高能量撞擊受傷。

後十字韌帶常見受傷機轉為兩者：

1. 車禍外傷：又稱為儀表板傷害（Dashboard injury）。通常是大腿固定的狀態下，小腿接受撞擊力而向後推移過多，超過後十字韌帶本身緩衝能力而造成撕裂傷，甚至斷裂。

就像我們膝蓋彎曲坐在汽車椅子上，車禍、緊急煞車時膝蓋撞到前方車子的櫃子，造成後十字韌帶撕裂傷。臺灣最常見是反而是年輕人騎摩托車時，膝蓋撞到前側。

2. 運動受傷：膝蓋伸直時，後十字本身就是拉緊的狀態。若此時有人坐到膝蓋上，造成膝蓋過度伸直受傷（Knee Hyperextension injury）。或是膝蓋伸直狀況下運動時，外力直接側膝、後膝撞擊、跳躍後落地不慎皆會導致受傷。

◉ 症狀：後側膝蓋痛、全膝蓋痛、膝蓋不穩定、下樓梯痛（因後十字在膝蓋伸直時為幫穩定效果）皆有可能，或膝蓋積水等。

◉ 評估測試：前十字韌帶可用前拉測試（Lachman test, ant. Drawer test）、膝蓋軸心移位測試（Pivot shift）來評估。

◉ 後十字韌帶可用後拉測試（Posterior drawer test）來初步評估。請患者躺在床上，膝蓋彎曲九十度。此時雙手放在脛骨將其用力往後推，感覺脛骨有無過度後移，或是膝蓋不穩定感。可兩側比較。

◉ 半月板損傷可用膝蓋旋轉測試（McMurray test）來評估。

奇怪的膝蓋痛

有些人膝蓋受傷後，會有膝蓋無力感，膝蓋鬆鬆感，摸也摸不到痛的地方，或是「說不出的膝蓋不舒服感覺。」

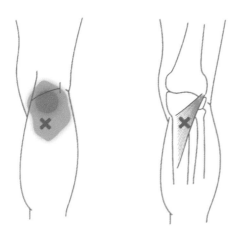

後側膝蓋的痛點源：膕肌

　　此時通常與前十字韌帶拉傷或撕裂傷有關。此時復健效果較差。可接受注射治療，效果較明顯。注射後積極訓練大腿肌力，以穩定膝關節。若是有膝蓋卡卡不順感，蹲下時常常有喀喀聲，就像齒輪運轉時進沙而摩擦力增加的狀況，很可能就是半月板受傷撕裂傷。輕微的半月板撕裂傷可經由注射治療良好恢復。嚴重者，專業運動員可能需要接受手術治療。

結語

　　膝蓋內部的構造，無論是前十字韌帶、後十字韌帶、半月板等問題，都是屬嚴重的受傷。若是完全斷裂且想要積極運動者，可能需要接受手術。

　　若是僅為撕裂傷、尚不需接受手術者，可接受保守療法：積極訓練膝蓋周邊肌群、接受增生注射治療，恢復狀況都相當不錯。

　　無論前十字韌帶受傷、後十字韌帶受傷、半月板撕裂傷卡卡感，接受數次的注射治療後，皆可有恢復至日常生活甚至恢復運動的案例。

14. 小腿痛

前側──脛骨前肌

很多人大腳趾痛,原來不是大腳趾的問題,而是脛前肌的激痛點。診間有些扁平足的患者,因為脛前肌長期過度拉長,在走比較遠之後,容易大腳趾痛,或是脛骨前側疼痛,通常是脛前肌的激痛點問題。

另有些人跑步時有勾腳的習慣,也會造成脛前肌的疼痛。

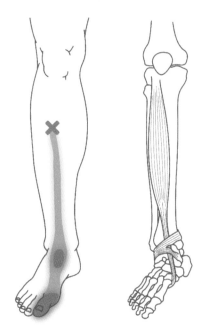

脛骨前肌激痛點

腳踝外側──腓骨長、短肌、第三腓骨肌

　　腳踝外側是最常扭傷的部位。在扭傷時，腓骨長肌、短肌常常突然過度拉伸而導致激痛點產生。若是腳踝扭傷者，需要多放鬆此肌肉的激痛點，甚至需要加強腳踝外側的肌力，以避免再次扭傷。

　　在突然得一次大扭傷後，若是傷到腓骨肌腱上方的固定韌帶破裂或撕裂，導致你會感覺「腳踝外側有條筋跑來跑去的」。這可能就是腓骨固定韌帶的斷裂。

　　長期而言會導致肌腱過度滑動而發炎疼痛一直不會好，或是腳踝不穩定更常扭到。另一個常見的固定帶受損在手肘，手指上也有許多韌帶固定帶。

　　身體有許多關節，或是需要大動作移動的地方有這類薄薄的肌腱固定帶，若是此固定帶有嚴重受損，則會覺得長期很困擾。若保守治療無效，甚至可能要手術處理。

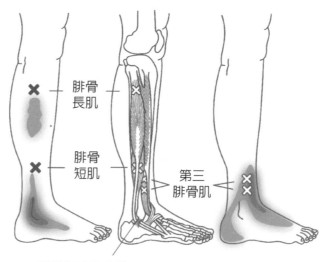

腓骨長肌
腓骨短肌
第三腓骨肌
腓骨肌腱固定帶

脛骨長肌、短肌激痛點

小腿後側──腓腸肌

腓腸肌是我們的小腿肚，也是蘿蔔腿的地方，負責腳部往前推進的力量，因此需要格外的強壯才能推動我們的身體。同時也負責走路、跑步時，身體與地面的緩衝力量的肌肉。腓腸肌與更深層的比目魚肌也同時形成身體最大的跟腱：阿基里斯腱 [25]。

在於人體上，跟腱／小腿肚要是緊繃，在我們運動時就會容易發炎、鈣化、退化撕裂、甚至斷裂，造成嚴重的後果！

跟腱的長度取決於遺傳基因，而其長度、柔軟度與運動表現有很大的關係。跟腱愈長，可以更高效的儲存彈性位能，爆發力就愈強，彈跳力道也愈強。據說 NBA 球星 Kobe Bryant 的跟腱長度達到了三十公分是正常人十五公分的兩倍長。

跳躍進行的動物袋鼠的跟腱更是比人類長到無法想像，因為他們本來就是靠跳躍往前進的，因此其儲存的彈性位能可以支撐其五十公斤的重量而達時速五十公里前進。

但若是跟腱較短的我們，就要躲在棉被裡哭泣自己的一無是處嗎？當然也不是，天生我材必有用。根據觀察，成功的健美選手通常有較短的肌腱，所以肌腱較短的朋友可以來改練健美（誤）。

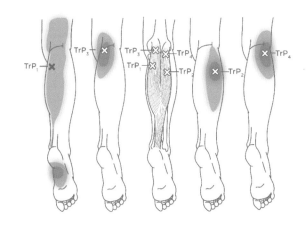

腓腸肌激痛點

---

25. 關於人體的跟腱，還有個英勇的希臘神話：阿基里斯，在一出生之時其女神母親便將其捉住腳踝放入冥河斯堤克斯裡浸泡，但由於抓住的腳踝沒有沾水而使其成為日後的弱點。因此，除去此處之外阿基里斯全身近乎刀槍不入。由此可知，這條肌腱真是上帝偉大的傑作，又是那麼的重要。

比目魚肌

比目魚肌與腓腸肌位置相當，但比目魚肌屬於更深層的身體穩定的肌群，膝蓋打直伸展，會拉伸到淺層的腓腸肌。膝蓋彎曲伸展，會拉伸到深層的比目魚肌。比目魚因為屬於深層穩定肌，因此轉移痛會到身體的遠處，可能轉移至同側的薦髂關節導致腰痛、同側的顳顎關節（TMJ）造成下巴疼痛。

有時候會較難想像**腰痛、下巴痛竟然跟小腿緊繃有相關**，但放鬆比目魚肌的確會改善遠處疼痛的情形。

另可以觀察到，有些人走路喜歡踮腳尖，而踮腳尖走路的人，大多長期全身痠痛。長久之下會造成比目魚肌緊繃，而比目魚肌緊繃會造成身體後側筋膜鏈、腰的痠痛，造成痠痛的惡性循環。

由此可見，比目魚肌是影響身體痠痛的超超超重要的肌肉。比目魚肌痠痛，其他地方必定更嚴重許多。

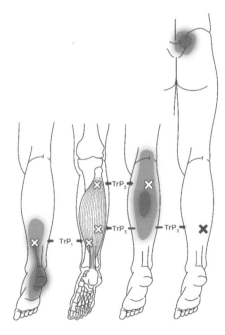

比目魚肌激痛點

蹠肌

　　蹠肌是膝蓋的小肌肉，負責解鎖膝關節，並且可以輕微的彎曲腳掌。在膝蓋有受傷不穩定時，容易過勞而疼痛不堪，同時也提供膝蓋大量的感覺回饋，是重要的小小肌肉。

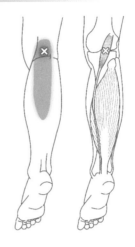

蹠肌激痛點

小腿內側——脛骨後肌

　　脛骨後肌位於內側小腿的最深處，向下連接至舟狀骨及內側楔狀骨。非常常見於跑步者，特別是**前足跑法 [26] 的人。會導致脛骨內側疼痛或是腳底疼痛**。脛後肌激痛點，又稱夾脛症，又稱 MTSS 內側脛骨壓力症候群，嚴重時會導致骨膜發炎，甚至疲勞性骨折。

　　有部分長期足底痛的患者，當作足底筋膜炎復健治療了很久卻不見改善，震波治療也做過了，還是持續腳底痛。這時候一定要檢查脛後肌是不是有激痛點。它是最常見與足底筋膜炎混淆的一種足底轉移痛。而且因為檢查不易，很難放鬆，因此拖延許久。

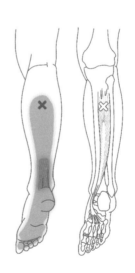

脛骨後肌激痛點

26.跑步用前腳掌著地，或是某些姿勢跑法的跑者。如果脛後肌肌力不足，或是足弓塌陷者，就會導致脛後肌嚴重發炎。

伸趾肌

　　伸趾肌易造成腳背的疼痛。常見的腳趾痛，許多是前側小腿的伸趾肌轉移痛。若是**常穿拖鞋，或是夾腳拖**，因為潛意識會擔心拖鞋容易掉下來，伸趾肌常常過勞而緊繃，就會造成足背的疼痛。

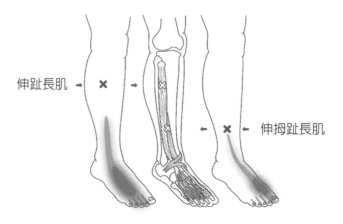

伸趾肌激痛點

屈趾肌：屈腳趾長肌、屈拇趾長肌

　　屈趾肌容易造成腳底的疼痛。屈大拇趾長肌，會造成大腳趾疼痛，屈腳趾長肌，會造成足弓處疼痛。

　　特別的是，屈大拇趾長肌位於跟腱的外側，在跟腱的底部跨到腳踝內側，形成交叉。屈腳趾長肌位於跟腱的內側。

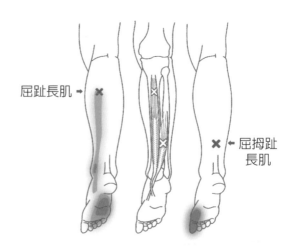

屈趾肌激痛點

15. 腳踝痛

　　腳踝痛不同於膝蓋，並無許多轉移痛的現象。腳踝構造以韌帶、肌腱為主，位置都蠻表淺的，主要結構幾乎都可以用觸診的方式摸得到。

　　判斷完疼痛位置後，再看是 1. 骨頭問題 2. 韌帶問題 3. 肌腱問題 4. 神經問題 5. 生物力學問題 (扁平足) 來處理。

腳踝痛外側

　　此處指的外側是指靠近身體外面的那一側，也就是小腳趾的那一側。腳踝外側可稱之為韌帶扭傷之王、肌腱拉傷之王，**七到八成的扭傷都是發生在腳踝外側。**

　　腳踝扭傷最重要的是分辨：

　　1. 什麼東西受傷了：骨頭或是韌帶。

　　2. 受傷程度如何：輕微、中度、嚴重。

　　3. 需要休息多久，有無需要積極處理。

骨折 (Fibula tip fracture/5th metatarsal bone fx.)

　　外側扭傷第一檢查：腓骨尖端是否疼痛→需要 X 光檢查判別。

　　外側扭傷第二檢查：第五趾是否疼痛→需要 X 光檢查判別。

　　上述兩者若檢查出骨折，可能需要石膏固定，休息二到三個月不等。視有無骨頭嚴重移位，處理方式不同。若無骨折，接著看韌帶肌腱的部分。

外側韌帶扭傷 (ATFL/AITFL strain)

　　1. 外踝韌帶扭傷 (ATFL-anterior talo-fibula ligament strain)：這是扭傷最容易發生的地方，大家幾乎都是腳踝往內扭到而傷到此韌帶。

2. 高位踝韌帶扭傷 (AITFL-anterior inferior tibiofibular ligament strain)：這是兩個骨頭連結的部分，如果扭傷這裡，通常蠻嚴重的，很久才會好（至少二到三個月不等）。

3. 後踝韌帶扭傷 (CFL-Calcaneofibula ligament strain)：較少發生，治療相同於其他韌帶扭傷。

外側肌腱拉傷 (Peroneus brevis/longus strain)

先正名：醫學上，韌帶為扭傷；肌肉、肌腱為拉傷。外側肌腱構造有腓骨長肌、腓骨短肌。它們位於外踝後側，也是最常見的腳踝扭傷問題。

若是過了急性期後，仍然此處疼痛，需注意有無腓骨長肌、腓骨短肌激痛點的問題。

平平是扭傷拉傷，也有受傷等級區分，因為恢復時間，修復狀況會差很多！

扭傷、拉傷等級區分

第一級：輕微拉傷

韌帶被稍微拉長拉傷，但無大礙。通常休息二週左右。俗話稱為「小扭」。

外觀：通常沒什麼變化，或是「看起來有點腫腫的，摸起來熱熱的」。

第二級：中度拉傷

韌帶被拉長到超過本身負荷，會造成韌帶浮腫受傷，但無斷裂。就像橡皮筋拉鬆了一樣。通常休息六週左右，俗話稱為「中扭」。

外觀：關節會腫起來，而且浮腫，過幾天（並非馬上）甚至變成紫黑色的瘀血變化。這是肌腱、韌帶上的血管受傷的跡象。扭到時可能聽到「啪」一聲。

第三級：嚴重拉傷

　　韌帶被拉長到產生撕裂傷或斷裂，此為嚴重受傷，可能全部斷裂或部分斷裂。通常休息約三個月。

　　外觀：神奇的是，如果韌帶受傷嚴重到完全斷裂，有時候反而變得不會痛了。但周遭關節會很腫且有紫黑色瘀血。扭到時可能聽到「啪」一聲。

　　但是到底扭傷、拉傷的嚴重程度如何，還是交給醫療人員判斷較好，若有超音波檢查也清楚看出韌帶受傷嚴重程度及恢復程度。

腳踝痛前側

踝關節積水 (Ankle joint effusion)

　　腳踝痛前側最常見為：踝關節積水。常見於腳踝嚴重扭傷後，一整圈腳踝都會痛（前側、內側、後側），這時候就要合理懷疑踝關節有積水的可能。

　　踝關節積水常見症狀是：腳踝卡卡的不順，或是勾腳踝，壓腳背會疼痛。

　　怎麼檢查治療？超音波檢查可以很簡單的分別出有無踝關節積水。而除非踝關節積水的量很多，導致非常疼痛或是行動不良，否則通常狀況不需要去抽水。做復健治療，讓水慢慢吸收即可。

脛前肌腱炎 (Tibialis anterior tendonitis)

　　脛前肌的肌腱，以及脛前肌的激痛點轉移會在腳踝前側。跑步喜歡勾腳板、或是長期扁平足嚴重者可能會發生。

楔狀骨骨刺 (Cuneiform bone spur)

　　另長期跑步者，楔狀骨的背側，也就是綁鞋帶的區域，常因摩擦而長骨刺骨質增生凸起。通常前幾週會痛，之後會變得穩定而微凸起，不是長期的問題。

腳踝痛內側

腳踝內側的構造也是非常的熱鬧，而且許多狀況與扁平足有關。腳踝內側扭傷的狀況雖不多，但通常較嚴重的多，不像外側會反覆輕微扭傷非常多次。

內側踝三角韌帶扭傷 (Medial deloid ligament strain)

穩定腳踝內側的構造由內側腳踝凸起的構造，分別向後、向前、向下的三條韌帶構成。

跗骨隧道症候群 (Tarsal tunnel syndrome)

◉ 症狀：足部內側痛

1. 足底筋膜炎，但是是跟骨神經卡到造成的發炎。

屈肌支持帶 (flexor retinaculum) 卡到隧道內的足底神經。

2. 脛後肌發炎。疼痛區域類似。

與扁平足有高度相關。因為內側足弓塌陷，導致韌帶壓到神經而產生神經麻刺痛。

◉ 治療：

1. 鞋墊支撐：撐起內側足弓，讓神經通道暢通。

2. 沾黏放鬆：把卡住沾黏的地方鬆解開——震波、增生療法。

3. 避免復發：保持足部／足弓健康、五指襪、足弓訓練。

脛後肌腱炎 (Tibialis Posterior tendonitis)

脛後肌的肌腱連接至內側舟狀骨附近，與後天性扁平足、足弓塌陷相關。脛後肌的上端問題與夾脛症、疲勞性骨折有關。是跑者很常見的問題，需多放鬆肌肉緊繃之部分。

副生舟狀骨 (Accessory Navicular bone)

　　腳踝內側凸一塊、先天／後天扁平足，常見與副生舟狀骨有相關。副生舟狀骨有時會扭到後發炎引起疼痛。需做復健使發炎狀況降低。

腳踝痛後側

跟腱炎／阿基里斯腱炎 (Achilles tendonitis)

　　足後跟痛是常見的問題，與過度使用、穿高跟鞋、跑步里程太多有關。若是長期下來，可能會看到跟腱鈣化的情形。鈣化屬於退化的一種，但可使用震波／高能量雷射治療加以恢復。

阿基里斯腱滑囊炎 (Retrocalcaneal bursitis)

　　急性疼痛，尖銳的刺痛感。與跟腱鈣化的感覺不同。超音波下可見滑囊腫大。與短期過度使用有關。急性痛時先冰敷，後續做物理治療、多伸展腿後肌等。

腓腸肌、比目魚肌激痛點 (Soleus, Gastronemius trigger point)

　　久站、久走、穿高跟鞋、跑步過度使用有關。其實就是女生最關心的的蘿蔔腿。也是中醫穴道理論常講的「承山穴」。若是非常緊繃，則會造成類似足底筋膜炎的感覺。但其實是比目魚肌過緊造成。

16. 足部痛

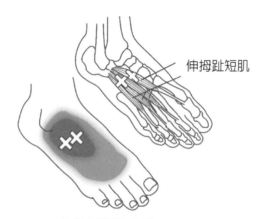

伸趾短肌激痛點

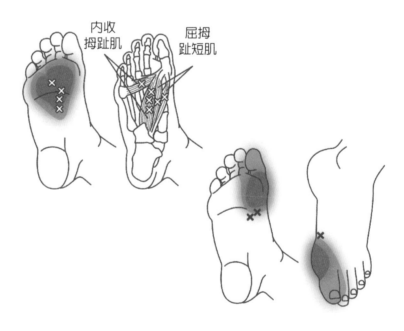

屈拇趾短肌激痛點：與**拇趾外翻**有關

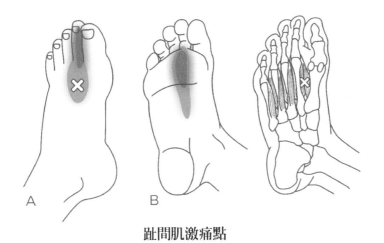

趾間肌激痛點

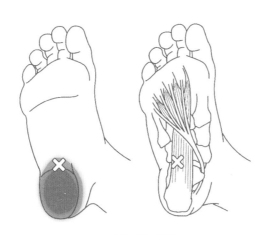

足方肌激痛點

足背的肌肉並不多，有伸拇趾短肌和伸趾短肌。

足底的肌肉分為四層：

1. 屈趾短肌、外展拇指肌、外展小趾肌

2. 足方肌、蚓狀肌

3. 屈拇短肌、內收拇趾肌（與拇趾外翻有關）、屈小趾短肌

4. 蹠側骨間肌、背側骨間肌

有些患者有長期的腳趾蹼狀位置內的疼痛，到處尋醫治療不佳。常是因為骨間肌的激痛點導致的。穿夾腳拖者易有骨間肌疼痛的問題。

許多足部疼痛問題與足弓異常有關。

足弓就是建築物的樑柱。若是樑柱出現了問題，導致建築物塌陷，那麼首先要做的是重建樑柱，再者才是治療足部的激痛點

內側足弓疼痛與內側足弓無力有關。前足疼痛、反覆的前足肌腱炎與橫弓無力有關。

反覆的腳踝扭傷與足弓（樑柱）支持力不夠，導致整個腳踝的位置不良有關。脛後肌腱炎、跑者腿（內側脛骨壓力症候群）與內側足弓無力、足弓塌陷有關。

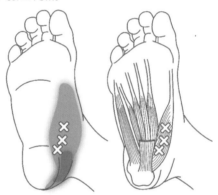

外展拇趾肌激痛點

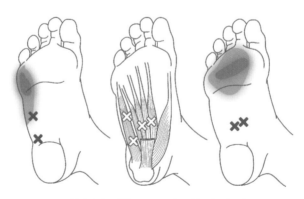

外展小趾肌、屈趾短肌激痛點

全身激痛點地圖 ： 你真的知道疼痛的根源嗎？ ：
一次掌握頭、頸、肩、背、胸、手、腰、腹、臀、
腿、膝、足百處激痛點，找到根源、破除迷思，疼
痛從此徹底消除！/ 侯鐘堡著 . -- 初版 . -- 臺
北市 ： 時報文化 ， 2020.04
　　面 ；　 公分
ISBN 978-957-13-8153-4(平裝)

1. 疼痛醫學
415.942　　　　　　　　　　　　109003812

VUJ0090

全身激痛點地圖──**你真的知道疼痛的根源嗎？**

一次掌握頭、頸、肩、背、胸、手、腰、腹、臀、腿、膝、足百處激痛點，
找到根源、破除迷思，疼痛從此徹底消除！

作　　者－侯鐘堡
插　　圖－李敏瑜
主　　編－林潔欣
企　　劃－許文薰
封面設計－比比司設計工作室
美術設計－徐思文

總 編 輯－梁芳春
董 事 長－趙政岷
出 版 者－時報文化出版企業股份有限公司
　　　　　108019　臺北市和平西路 3 段 240 號 3 樓
　　　　　發行專線－（02）2306-6842
　　　　　讀者服務專線－ 0800-231-705 ·（02)2304-7103
　　　　　讀者服務傳真－ (02)2304-6858
　　　　　郵撥－ 19344724　時報文化出版公司
　　　　　信箱－ 10899 臺北華江橋郵局第 99 信箱
時報悅讀網－ http://www.readingtimes.com.tw
法律顧問－理律法律事務所 陳長文律師、李念祖律師
印　　刷－勁達印刷股份有限公司
初版一刷－ 2020 年 4 月 17 日
初版十二刷－ 2023 年 11 月 30 日
定　　價－新臺幣 380 元
（缺頁或破損的書，請寄回更換）

時報文化出版公司成立於一九七五年，並於一九九九年股票上櫃公開發行，於
二〇〇八年脫離中時集團非屬旺中，以「尊重智慧與創意的文化事業」為信念。

ISBN　978-957-13-8153-4
Printed in Taiwan